中国中药资源大典
——中药材系列

中药材生产加工适宜技术丛书

中药材产业扶贫计划

紫苏生产加工适宜技术

总 主 编　黄璐琦

主　　编　温春秀　刘灵娣

副 主 编　郑玉光　叩根来　谢晓亮

中国医药科技出版社

内容提要

《中药材生产加工适宜技术丛书》以全国第四次中药资源普查工作为抓手，系统整理了我国中药材栽培加工的传统及特色技术，旨在科学指导、普及中药材种植及产地加工，规范中药材种植产业。本书是一本关于紫苏种植及产地初加工的技术手册，包括：概述、紫苏药用资源、紫苏栽培技术、紫苏特色适宜技术、紫苏药材质量、紫苏现代研究与应用等内容。本书内容丰富资料详实，对紫苏的种植及产地初加工具有较高的参考价值。适合中药种植户及中药材生产加工企业参考使用。

图书在版编目（CIP）数据

紫苏生产加工适宜技术 / 温春秀，刘灵娣主编 . — 北京：中国医药科技出版社，2018.3

（中国中药资源大典 . 中药材系列 . 中药材生产加工适宜技术丛书）

ISBN 978-7-5067-9921-8

Ⅰ . ①紫… Ⅱ . ①温… ②刘… Ⅲ . ①紫苏—中药加工 Ⅳ . ① R282.71

中国版本图书馆 CIP 数据核字（2018）第 013179 号

美术编辑 陈君杞

版式设计 锋尚设计

出版　中国医药科技出版社

地址　北京市海淀区文慧园北路甲 22 号

邮编　100082

电话　发行：010-62227427　邮购：010-62236938

网址　www.cmstp.com

规格　710×1000mm　$^1/_{16}$

印张　7 $^1/_4$

字数　63 千字

版次　2018 年 3 月第 1 版

印次　2018 年 3 月第 1 次印刷

印刷　北京盛通印刷股份有限公司

经销　全国各地新华书店

书号　ISBN 978-7-5067-9921-8

定价　20.00 元

中药材生产加工适宜技术丛书
—— 编委会 ——

总 主 编　黄璐琦

副 主 编　（按姓氏笔画排序）

王晓琴　王惠珍　韦荣昌　韦树根　左应梅　叩根来

白吉庆　吕惠珍　朱田田　乔永刚　刘根喜　闫敬来

江维克　李石清　李青苗　李旻辉　李晓琳　杨　野

杨天梅　杨太新　杨绍兵　杨美权　杨维泽　肖承鸿

吴　萍　张　美　张　强　张水寒　张亚玉　张金渝

张春红　张春椿　陈乃富　陈铁柱　陈清平　陈随清

范世明　范慧艳　周　涛　郑玉光　赵云生　赵军宁

胡　平　胡本详　俞　冰　袁　强　晋　玲　贾守宁

夏燕莉　郭兰萍　郭俊霞　葛淑俊　温春秀　谢晓亮

蔡子平　滕训辉　瞿显友

编　　委　（按姓氏笔画排序）

王利丽　付金娥　刘大会　刘灵娣　刘峰华　刘爱朋

许　亮　严　辉　苏秀红　杜　弢　李　锋　李万明

李军茹　李效贤　李隆云　杨　光　杨晶凡　汪　娟

张　娜　张　婷　张小波　张水利　张顺捷　林树坤

周先建　赵　峰　胡忠庆　钟　灿　黄雪彦　彭　励

韩邦兴　程　蒙　谢　景　谢小龙　雷振宏

学术秘书　程　蒙

本书编委会

主　　编　温春秀　刘灵娣

副 主 编　郑玉光　叩根来　谢晓亮

编写人员　（按姓氏笔画排序）

王淼淼（河北省农林科学院药用植物研究中心）

田　伟（河北省农林科学院经济作物研究所）

叩根来（河北省安国市科技局）

边建波（河北省农林科学院经济作物研究所）

刘灵娣（河北省农林科学院经济作物研究所）

刘征辉（天津海世达检测技术有限公司）

刘金娜（杨凌职业技术学院）

齐琳琳（河北省农林科学院药用植物研究中心）

李　英（开滦总医院康复医院）

李少敏（河北省农林科学院药用植物研究中心）

李荣乔（河北省农林科学院药用植物研究中心）

欧阳艳飞（河北省农林科学院药用植物研究中心）

郑玉光（河北中医学院）

胡　彦（文山学院环境与资源学院）

胡肖肖（河北省农林科学院药用植物研究中心）

耿丹丹（河北省农林科学院药用植物研究中心）

贾东升（河北省农林科学院经济作物研究所）

贾晓丽（隆化县农牧局）

崔施展（河北省农林科学院药用植物研究中心）

彭巧慧（河北省农林科学院）

温春秀（河北省农林科学院经济作物研究所）

谢晓亮（河北省农林科学院经济作物研究所）

甄　云（河北省经济作物技术指导站）

序

我国是最早开始药用植物人工栽培的国家，中药材使用栽培历史悠久。目前，中药材生产技术较为成熟的品种有200余种。我国劳动人民在长期实践中积累了丰富的中药种植管理经验，形成了一系列实用、有特色的栽培加工方法。这些源于民间、简单实用的中药材生产加工适宜技术，被药农广泛接受。这些技术多为实践中的有效经验，经过长期实践，兼具经济性和可操作性，也带有鲜明的地方特色，是中药资源发展的宝贵财富和有力支撑。

基层中药材生产加工适宜技术也存在技术水平、操作规范、生产效果参差不齐问题，研究基础也较薄弱；受限于信息渠道相对闭塞，技术交流和推广不广泛，效率和效益也不很高。这些问题导致许多中药材生产加工技术只在较小范围内使用，不利于价值发挥，也不利于技术提升。因此，中药材生产加工适宜技术的收集、汇总工作显得更加重要，并且需要搭建沟通、传播平台，引入科研力量，结合现代科学技术手段，开展适宜技术研究论证与开发升级，在此基础上进行推广，使其优势技术得到充分的发挥与应用。

《中药材生产加工适宜技术》系列丛书正是在这样的背景下组织编撰的。该书以我院中药资源中心专家为主体，他们以中药资源动态监测信息和技术服

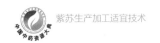

务体系的工作为基础，编写整理了百余种常用大宗中药材的生产加工适宜技术。全书从中药材的种植、采收、加工等方面进行介绍，指导中药材生产，旨在促进中药资源的可持续发展，提高中药资源利用效率，保护生物多样性和生态环境，推进生态文明建设。

丛书的出版有利于促进中药种植技术的提升，对改善中药材的生产方式，促进中药资源产业发展，促进中药材规范化种植，提升中药材质量具有指导意义。本书适合中药栽培专业学生及基层药农阅读，也希望编写组广泛听取吸纳药农宝贵经验，不断丰富技术内容。

书将付梓，先睹为悦，谨以上言，以斯充序。

中国中医科学院　院长

中 国 工 程 院 院 士　　张伯礼

丁酉秋于东直门

总 前 言

中药材是中医药事业传承和发展的物质基础，是关系国计民生的战略性资源。中药材保护和发展得到了党中央、国务院的高度重视，一系列促进中药材发展的法律规划的颁布，如《中华人民共和国中医药法》的颁布，为野生资源保护和中药材规范化种植养殖提供了法律依据；《中医药发展战略规划纲要（2016—2030年）》提出推进"中药材规范化种植养殖"战略布局；《中药材保护和发展规划（2015—2020年）》对我国中药材资源保护和中药材产业发展进行了全面部署。

中药材生产和加工是中药产业发展的"第一关"，对保证中药供给和质量安全起着最为关键的作用。影响中药材质量的问题也最为复杂，存在种源、环境因子、种植技术、加工工艺等多个环节影响，是我国中医药管理的重点和难点。多数中药材规模化种植历史不超过30年，所积累的生产经验和研究资料严重不足。中药材科学种植还需要大量的研究和长期的实践。

中药材质量上存在特殊性，不能单纯考虑产量问题，不能简单复制农业经验。中药材生产必须强调道地药材，需要优良的品种遗传，特定的生态环境条件和适宜的栽培加工技术。为了推动中药材生产现代化，我与我的团队承担了

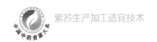
农业部现代农业产业技术体系"中药材产业技术体系"建设任务。结合国家中医药管理局建立的全国中药资源动态监测体系，致力于收集、整理中药材生产加工适宜技术。这些适宜技术限于信息沟通渠道闭塞，并未能得到很好的推广和应用。

本丛书在第四次全国中药资源普查试点工作的基础下，历时三年，从药用资源分布、栽培技术、特色适宜技术、药材质量、现代应用与研究五个方面系统收集、整理了近百个品种全国范围内二十年来的生产加工适宜技术。这些适宜技术多源于基层，简单实用、被老百姓广泛接受，且经过长期实践、能够充分利用土地或其他资源。一些适宜技术尤其适用于经济欠发达的偏远地区和生态脆弱区的中药材栽培，这些地方农民收入来源较少，适宜技术推广有助于该地区实现精准扶贫。一些适宜技术提供了中药材生产的机械化解决方案，或者解决珍稀濒危资源繁育问题，为中药资源绿色可持续发展提供技术支持。

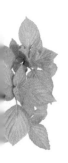

本套丛书以品种分册，参与编写的作者均为第四次全国中药资源普查中各省中药原料质量监测和技术服务中心的主任或一线专家、具有丰富种植经验的中药农业专家。在编写过程中，专家们查阅大量文献资料结合普查及自身经验，几经会议讨论，数易其稿。书稿完成后，我们又组织药用植物专家、农学家对书中所涉及植物分类检索表、农业病虫害及用药等内容进行审核确定，最终形成《中药材生产加工适宜技术》系列丛书。

在此，感谢各承担单位和审稿专家严谨、认真的工作，使得本套丛书最终付梓。希望本套丛书的出版，能对正在进行中药农业生产的地区及从业人员，有一些切实的参考价值；对规范和建立统一的中药材种植、采收、加工及检验的质量标准有一点实际的推动。

2017年11月24日

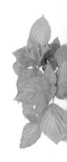

前　言

我们在广泛总结药农经验的基础上结合研究成果，并查阅采纳了相关著作及科研论文等资料，对紫苏药材的生产技术进行了整理，为指导生产紫苏优质药材提供支持。

本书主要介绍了紫苏的生产加工适宜技术，阐述了紫苏的资源、栽培技术、特色适宜技术、质量等内容，在突出适宜技术的基础上兼顾知识的系统性。全书共分六章，第一章为概述，简要介绍了中药材紫苏来源和药材学知识；第二章为紫苏药用资源，主要介绍紫苏基源植物的形态和生物学特征，以及在全国范围内的生态适宜种植区域；第三章和第四章介绍了紫苏栽培技术和特色适宜技术，对紫苏的栽培技术、病虫害防治技术、采收加工技术进行了系统的介绍；第五章和第六章为紫苏药材质量评价和现代研究与应用，简述了紫苏的药材学特点和药理作用，并对目前最新的科研成果进行了介绍。本书编写力求理论联系实际，理论和实践相结合；力求科学、实用和先进，努力推动道地中药材的规范化种植，确保中药资源可持续利用与生产出高品质高质量的中药材产品。

该书在编写过程中得到了河北农业大学、河北中医学院等专家学者的大力

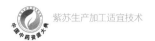

支持和帮助，并提供部分技术资料和图片；还引用了相关专家学者发表的论文论著，在此一并表示诚挚的谢意。

　　由于编者水平所限，疏漏之处，恳请广大读者批评指正。

编者

2017年10月

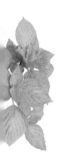

目　录

第1章

概　述

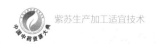

紫苏 [*Perilla frutescens* (L.) Britt] 别名白苏、赤苏、红苏、香苏等，为唇形科紫苏属一年生药食兼用草本植物，具有特异芳香，在医药、保健品及食品等方面均具有广泛用途。作为原卫生部第一批规定的既是药品又是食品的60种作物之一，在医药食品领域有着重要的开发价值。紫苏作为药用植物早在《本草纲目》及《齐民要术》中已有记载，其幼苗和嫩叶香味独特，是东亚地区国家居民较喜爱的蔬菜和调味品，因其叶片颜色多样，艳丽，还可作为景观花卉进行栽培。

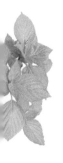

其茎、叶、种子可药用，叶为紫苏的干燥叶（或带嫩枝），夏季枝叶茂盛时采收，除去杂质，晒干，生药称紫苏叶（Perillae Folium）；紫苏籽为紫苏干燥成熟果实，生药称为紫苏籽（Perillae Fructus）；紫苏梗为紫苏的干燥茎，秋季果实成熟后采割，除去杂质，晒干，或趁鲜切片，晒干，生药称紫苏梗（Perillae Caulis）。紫苏可供药用和香料用，主要以茎叶及子实入药为主。

紫苏叶具有解表散寒、行气和胃的功效，用于风寒感冒、咳嗽呕恶、妊娠呕吐、鱼蟹中毒；紫苏梗具有理气宽中、止痛、安胎的作用，用于胸膈痞闷、胃脘疼痛、嗳气呕吐、胎动不安；紫苏籽具有降气化痰、止咳平喘、润肠通便的功效，用于痰壅气逆、咳嗽气喘、肠燥便秘。紫苏含有多种化学成分，紫苏叶和紫苏籽中含有多种功能成分，如挥发油类、黄酮及其苷类、萜类、类脂等成分，还含有丰富的蛋白质和类胡萝卜素、花青素、脂肪油和迷迭香酸等。

紫苏具有特异的芳香，原产中国，如今主要分布于中国、日本、朝鲜、韩国等国家。我国华北、华中、华南、西南及台湾省均有野生种和栽培种。紫苏在我国种植应用约有近2000年的历史，主要用于药用、油用、香料、食用等方面。近些年来，紫苏因其特有的活性物质及营养成分，成为一种倍受世界关注的多用途植物，经济价值很高。日本、韩国、美国、加拿大等国对紫苏属植物进行了大量的商业性栽种，开发出了食用油、药品、腌渍品、化妆品等几十种紫苏产品。在我国北方，紫苏以供油用为主，兼作药用，并形成西北、东北2个传统油用紫苏产区；在我国南方，紫苏传统上主要是以药用为主，兼作香料和食用。

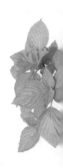

紫苏是一种极具开发价值的保健资源，市场对紫苏的需求从20世纪90年代至今呈逐年上升之势，每年以10%的速度递增，因此大力发展紫苏产业前景十分广阔。我国紫苏资源十分丰富，遍布全国各省区，栽培型及野生型资源都有。但由于我国对紫苏的研究工作起步较晚，与国外相比，差距较大，尚属起步阶段，有待于进一步研究和开发利用。我国对紫苏的研究大部分局限于食品加工和医药保健品的制备，其他方面虽有涉及，但是没有进行深入研究，而且对紫苏的研究起步晚、发展慢。

因此今后的主要研究方向是：根据紫苏所含不同营养成分和功能特性，继续开发出新的保健食品和医药制剂；分析紫苏饼粕中的营养成分，进一步研究

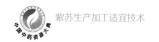

其在饲养、肥育、发酵等方面的利用价值，从而提高对紫苏植物资源的综合利用。首先可利用我国丰富的紫苏自然资源，加强对种质资源的鉴定评价及优异资源的挖掘与筛选；在此基础上，加强对某些重要性状的遗传分析和分子生物学研究；同时完善重要活性物质成分的提取工艺技术，针对其开发应用价值，进行特用或专用型品种的遗传改良和育种研究，不断促进紫苏产业的发展。

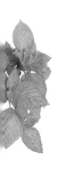

第2章

紫苏药用资源

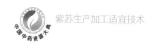
一、形态特质及分类检索

（一）形态特征

紫苏为一年生直立草本（图2-1至图2-3）。茎高0.3～2m，绿色或紫色，钝四棱形，具四槽，密被长柔毛。叶阔卵形或圆形，长7～13cm，宽4.5～10cm，先端短尖或突尖，基部圆形或阔楔形，边缘在基部以上有粗锯齿，膜质或草质，两面绿色或紫色，或仅下面紫色，上面被疏柔毛，下面被贴生柔毛，侧脉7～8对，位于下部者稍靠近，斜上升，与中脉在上面微突起下面明显突

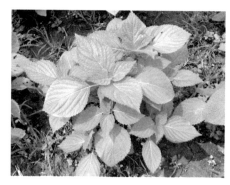

图2-1　紫苏植株

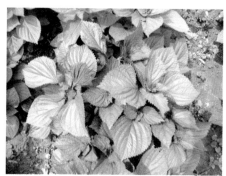

图2-2　紫苏植株

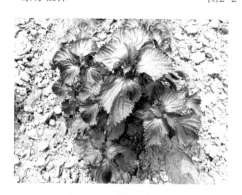

图2-3　紫苏植株

起，色稍淡；叶柄长3～5cm，背腹扁平，密被长柔毛。轮伞花序2花，组成长
1.5～15cm、密被长柔毛、偏向一侧的顶生及腋生总状花序（图2-4、图2-5）；
苞片宽卵圆形或近圆形，长宽约4mm，先端具短尖，外被红褐色腺点，无毛，
边缘膜质；花梗长1.5mm，密被柔毛。花萼钟形，10脉，长约3mm，直伸，下
部被长柔毛，夹有黄色腺点，内面喉部有疏柔毛环，结果时增大，长至1.1cm，
平伸或下垂，基部一边肿胀，萼檐二唇形，上唇宽大，3齿，中齿较小，下唇
比上唇稍长，2齿，齿披针形。花冠白色至紫红色，长3～4mm，外面略被微柔
毛，内面在下唇片基部略被微柔毛，冠筒短，长2～2.5mm，喉部斜钟形，冠檐
近二唇形，上唇微缺，下唇3裂，中裂片较大，侧裂片与上唇相近似。雄蕊4，
几不伸出，前对稍长，离生，插生喉部，花丝扁平，花药2室，室平行，其后
略叉开或极叉开。花柱先端相等2浅裂。花盘前方呈指状膨大。小坚果近球形，
灰褐色，直径约1.5mm，具网纹。花期8～11月，果期8～12月。

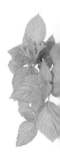

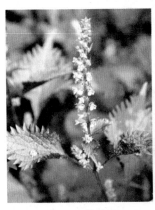
图2-4 紫苏花

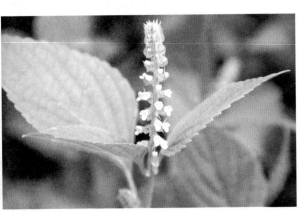
图2-5 紫苏花

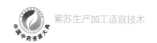

（二）分类检索

《中国植物志》将紫苏分为1个种及3个变种，认为白苏与紫苏为同一种植物而进行了合并，但仍表明白苏与紫苏具有明显差异。紫苏（原变种）[*P.frutescens*（L.）Britt.]；野生紫苏 [*P.frutescens*（L.）Britt. var. *acuta*（Thunb.）Kudo]；耳齿紫苏 [*P.frutescens*（L.）Britton. var. *auriculatodentata* C.Y.Wu et Husanex H.W.L.]；回回苏 [*P.frutescens*（L.）Britt. var. *crispa*（Thunb.）Hand.-Mazz.]。其分类记叙如下：

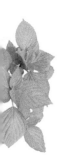

分类检索表

1　叶片边缘具狭而深的锯齿，表面多有皱折，叶两面皆，小花紫红色，苞片披针形；果萼较小 ……………………………… 回回苏*P.frutescens* **var. *crispa***

1　叶片边缘具粗锯齿，表面不皱曲；叶绿色，紫色或面绿背紫；小花白色，紫色或紫红色；叶表皮细胞边缘角质层加厚成反卷或隆起

　　2　叶片两面紫色或面绿背紫；茎、叶及花萼被短疏柔毛；叶较小，卵形，长4.5~7.5cm，宽2.8~5cm；果萼小，长4~5.5cm，小坚果较小，土黄色，直径1~1.5mm ……………………… 野生紫苏*P.frutescens* **var. *purpurascens***

　　2　叶片两面紫色或面绿背紫；茎、叶及花萼被短疏柔毛；叶卵形或长卵形，长5~12cm，宽4~9cm，顶端突尖或长尾尖，小坚果红褐色 ………………………
……………………………………………………… 紫苏*P.frutescens* **var. *arguta***

　　2　叶基圆形或近心形，具耳状齿缺；雄蕊稍伸出于花冠 ………………………
……………………………………… 耳齿紫苏*P.frutescens* **var. *auriculatodentata***

1. 紫苏 [*P.frutescens* (L.) Britt]

紫苏别名苏、桂荏、荏、白苏、荏子（甘肃、河北）、赤苏（山西、福建），红苏（河北、江苏、广东、广西），白苏、黑苏（江苏），白紫苏（西藏），青苏（浙江），香苏（东北、河北），野苏（湖南、江西、四川、云南），苏麻（湖北、四川）等。1956 年裴监在《中国药用植物志》上描述"白苏与紫苏区别之点，在白苏毛密而长，紫苏则茎叶只有细毛，有时其茎近于无毛。白苏的叶绿色，紫苏则有紫叶者。花色与小坚果在紫苏为红，而在白苏则多为白色，然也有与紫色同色的。此类植物变异殊大，紫苏能为独立的种或只为白苏的一变种尚待研究"。1974年李锡文在《中国植物志》记载称："本植物变异极大，我国古书上称叶全绿的为白苏，称叶两面紫色或面绿背紫的为紫苏，但据近代分类学者E.D.Merrill的意见，认为二者同属一种植物，其变异不过因栽培而起。又白苏与紫苏除叶的颜色不同外，其他可作为区别之点的是白苏的花通常为白色，紫苏的花通常为粉红色至紫色，白苏被毛通常稍密，果萼稍大，香气也稍逊于紫苏，但差别细微，故将二者合并。"

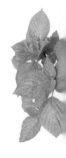

2. 野生紫苏 [*P.frutescens* (L.) Britt. var. *acuta* (Thunb.) Kudo]

野生紫苏又名尖叶紫苏、紫禾草（广东）、青叶紫苏（浙江）、紫苏（江苏）、苏菅（江西）等。野生紫苏与紫苏的不同在于果萼小，长4.0～5.5mm，下部被疏柔毛，具腺点；茎被短疏柔毛；叶较小，卵形，长4.5～7.5cm，宽

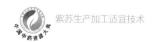

2.8～5.0cm，两面被疏柔毛；小尖果较小，土黄色，直径1.0～1.5mm。

野生紫苏为原始变种，白苏建立的时间比野生紫苏早。野生紫苏各种形态特征均表现出其原始性状：植株矮小，叶小，果小。1784年Thunberg将野生紫苏独立为种。1935年Odashima也将野生紫苏作为独立种发表，描述其："开更小的白色的花，没有药用价值。"《中国植物志》曾记载耳齿变种"与野生紫苏极相似，与之不同之处在于叶基圆形或几心形，具耳状齿缺，雄蕊稍伸出于花冠"。1985年李锡文到美国哈佛大学标本馆检查中国唇形科植物标本时，发现耳齿苏为湖南香薷*Elsholtzia hunanensis* Hand.-Mazz. 的新异名。我们在野外发现，耳齿叶这种变异现象有时会出现在白苏、紫苏或野生紫苏的主茎顶或侧枝顶。当然这绝非李锡文的耳齿苏。这也说明了三者之间存在某种联系，而将它们放于同一种系中是合理的。分布于荒地、房舍边，山坡路旁。产山西、河北、江西、浙江、江苏、福建、台湾、广东、广西、云南、贵州及四川等省区。

3. 耳齿紫苏［*P.frutescens*（L.）Britton. var. *auriculatodentata* C. Y. Wu et Husanex H. W. L.］

耳齿紫苏与野生紫苏极相近，不同之处在于叶基圆或心形，具耳状齿缺；雄蕊稍伸出与花冠。产浙江、安徽、江西湖北贵州，生于山坡路旁或林内。

4. 回回苏 ［*P. frutescens*（L.）Britt. var. *crispa*（Thunb.）Hand. −Mazz.］

别名鸡冠紫苏、皱叶紫苏、品舟、赤苏、红紫苏、紫苏。一年生草本植物，芳香，株高0.7～0.8m。茎四棱形，紫色，具四凹槽，被稀疏长柔毛。植株约14～18节，节间长7～10cm，分枝数13对左右。叶柄长3～5cm，叶卵形或长卵形，常有长尾尖头达2.5cm左右，叶边缘锯齿狭而深，皱折明显，有时成流苏撕裂状。叶两面紫色，被疏柔毛。花小，紫红色。花柄短，约2cm。花萼筒长3～4mm，花萼上唇片长约3cm，下唇片长约2mm。顶端最长花序约15cm，侧枝最长花序13cm。果萼较小，长4～5mm。小坚果红棕色，网纹明显。千粒重1.3902g。花期9～10月，果期9～11月。

回回苏与紫苏原种的主要区别是，叶阔卵形或圆卵形，长7.0～13.0cm，宽4.5～10.0cm，先端短尖或突尖，基部圆形或阔楔形，边缘有粗锯齿，叶缘呈流苏状或条裂状，形如公鸡冠，故有鸡冠紫苏之称。全国各地栽培，供药用及香料用。

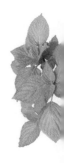

二、生物学特性

1. 生态习性

紫苏喜温暖湿润气候，适应性强。在温暖湿润、土壤疏松肥沃、排水良好、阳光充足的环境生长旺盛。我国从南至北的广大地区均可种植。种子发芽

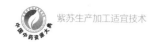

适温为18～23℃，茎叶生长适温为20～26℃，开花期适温为26～28℃。

2. 种子萌发特性

紫苏种子属深休眠类型，采种后4～5个月才能逐步完全发芽，如果要进行反季节生长，进行低温及赤霉素处理均能有效地打破休眠，将刚采收的种子用100μl/L赤霉素处理并置于低温3℃及光照条件下5～10天，后置于15～20℃光照条件下催芽12天，种子发芽可达80%以上。

3. 生长发育特性

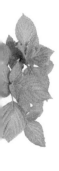

紫苏为直根系植物，一般垂直深度为30～45cm，土层深厚时也可达70cm以上。侧根分层着生，一般3～4层，根系水平分布半径范围为35～50cm，细小根毛较少。

3月底至4月中上旬播种，7～10天左右发芽，前一年采收的种子发芽率为70%左右，陈年种子发芽率为1%。子叶出土凹尖，圆肾脏形，白苏初呈黄绿色，两天后转为紫红色。真叶卵形或宽圆卵形，顶端有小短尖头。紫苏的第一对真叶表面紫红色，背面紫色。幼茎及叶柄有紫色、绿色，近无毛或短疏柔毛。苗期可耐10～12℃低温。苗期保持湿润成活率高达80%以上，如有积水，幼苗易发生烂根。从基部以上3～5节开始分枝。每节一对分枝。紫苏枝条斜向上展，成宽锥形。主茎粗壮，木质化程度高，每个节部不规则隆起。主茎节间长度以中部最长，顶部次之，基部最短。

　　紫苏营养生长阶段从4月底开始一直到8月底9月初，分枝数由下而上增多，叶片面积逐渐增大。白苏平均叶片面积和平均株高均比紫苏大。回回苏和野生紫苏分别次之。进入生殖生长阶段以后，紫苏茎、枝、叶的紫红色逐渐变淡，白苏的叶片由亮绿色逐渐变淡暗绿色。花序着生在主茎顶端及上部4～5节的分枝顶端以及每对叶腋。主茎顶序上对生的四纵列花朵呈现规则的十字形排列，分枝顶序和其余花序上花朵一律偏向外侧，呈微扇形排列紧密的侧总状花序。白苏顶端花序长8～10cm，紫苏顶端花序长6～8cm。腋生花序比顶端花序短1～2cm或更短。同一分枝上顶端花序比中部腋生花序长，中部腋生花序比基部腋生花序长。开花顺序一般早现蕾早开花，全株以主茎和分枝顶序先开，腋生花序最后开放。上部分枝比下部分枝早开花，中部分枝次于上部分枝。各分枝开花时间相差3～5天。同一分枝上由上而下逐渐开花。同一花序上开花顺序为从下到上，为无限花序，但所有花序顶端1～2朵花一般不结实，或结实发育不良，仅1～2枚小坚果。天气晴朗时9～14时开花最多，盛花时间为9～11时。花期持续20～35天。结果的顺序与开花顺序相同，一般每朵花结出4枚小坚果，结果时果萼迅速增大，萼内部密生白色长柔毛。边开花边结果。随着果实的进一步成熟，紫苏叶表面逐渐褪为黄紫色，背面为浅紫绿色或紫褐色。白苏叶片由绿转为浅绿夹杂黄斑。全株被毛程度也减少，香气变淡，萼由绿转为黄褐色。

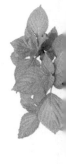

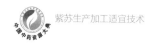

三、地理分布

紫苏原产于中国的中南部地区及喜马拉雅山，资源分布较为广泛，现主要分布于缅甸、朝鲜、日本、印度尼西亚、印度、中国、苏联和韩国等国，加拿大和美国近年来也出现商业性栽培区。在我国，紫苏属植物分布很广，在各地均有栽培，我国华北、华中、华南、西南及台湾省均有野生种和栽培种。主产于宁夏、四川、黑龙江、陕西、甘肃、湖北、辽宁、安徽等地，长江以南各省均有野生紫苏，资源非常丰富。

四、生态适宜分布区域与适宜种植区域

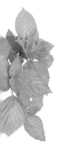

根据对国内紫苏的主产地区的资源调查结果，按照产出类型先分为野生资源和栽培资源两大类，栽培资源又按主要用途分为栽培药用资源、栽培籽用资源、栽培出口资源。野生资源主产区有河南、四川、安徽、江西、广西、湖南、江苏及浙江；栽培药用资源产区有河北安国、安徽亳州、重庆涪陵、广西玉林和广东茂名；栽培籽用资源产区包括甘肃庆阳、黑龙江桦南、吉林、重庆彭水及云南；栽培出口资源产区有浙江湖州、江苏连云港和山东烟台。

第**3**章

紫苏栽培技术

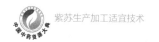
一、种子种苗繁育

（一）繁殖方式

紫苏繁殖方式为种子繁殖。

（二）良种选育

1. 冀紫1号紫苏和冀紫2号紫苏

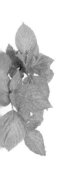

河北省农林科学院经济作物研究所药用植物研究中心2003～2004年，从全国紫苏分布区的河北、安徽、河南、陕西、贵州、湖南、四川、广西、云南、甘肃10个省份收集了38份种质资源，进行了整理、归类。2005～2007年，进行了种质比较试验，筛选出高产、高油紫苏种质类型——安国紫苏；2008～2010年在河北省农林科学院鹿泉大河试验园区进行了3年的品种比较试验，品比试验采用田间试验小区种植，随机区组排列，3次重复的试验方法，调查比较了紫苏品种在植物学特性（株高、叶色、叶型、叶大小、花色等）、物候期（苗期、现蕾期、开花期、结果期）农艺性状（分枝数、叶片数、叶鲜重）、营养成分（叶片维生素C、花青苷、类胡萝卜素、可溶性蛋白等）、药用成分（挥发油含量、迷迭香酸等），结果表明安国紫苏种子籽粒大、产量高、含油率高，适宜做油用紫苏品种；2013～2015年经过3年的区域生产试验，获得了在田间表现性状稳定，植株生长整齐一致，能正常开花结果，生产性能良好的冀紫1

号（安国紫苏）紫苏新品种。平叶纯紫紫苏叶片中挥发油含量高，花青素含量高，适宜作为药用紫苏品种；2013～2015年经过3年的区域生产试验，获得了在田间表现性状稳定，植株生长整齐一致，能正常开花结果，生产性能良好的冀紫2号紫苏（平叶纯紫紫苏）新品种。

"冀紫1号"紫苏（安国紫苏）品种特征特性：一年生、直立草本。株高126cm，茎四棱形，具四槽，绿色。分枝数24～32个；叶阔卵形，长10.5cm，宽7.8cm，先端短尖或突尖，基部圆形，边缘在基部以上有粗锯齿，草质，正面绿色背面紫色，上面被疏柔毛，下面被贴生柔毛。花期8月中旬，果期10月中旬。小坚果近球形，灰褐色，直径约2.04mm，具网纹。千粒重4.59g，亩产种子110kg。种子含油率42.8%。

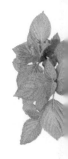

"冀紫2号"紫苏（平叶纯紫紫苏）品种特征特性：一年生草本，茎直立，株高126cm，茎四棱，有明显凹槽，茎粗2.503cm，分枝数22～32个；叶两面紫色，长卵形，平均叶长11cm，平均叶宽8cm，基部圆形且全缘，顶端突尖，边缘具粗圆锯齿；叶脉着生紫色短柔毛，中脉处较密，叶柄长2.3～8.0cm；平均单株地上鲜重1146g，平均单株叶鲜重444g；花期9月中旬，果期11月中旬，种子千粒重0.85g。鲜食口感好。紫苏叶挥发油含量为0.85%。

2. 多紫1号、多紫2号和多紫3号紫苏

多倍体育种是人工创造新的物种的有效育种方法之一，越来越受到育种学

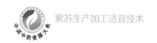

家的青睐，广泛应用于农作物、果树、花卉等领域的育种工作。近年来，多倍体育种在药用植物上的应用越来越广泛，并取得了显著的效果。河北省农林科学院经济作物研究所在2003年利用秋水仙素溶液点滴处理二倍体紫苏（冀紫2号）亲本幼苗生长点，经诱导、鉴定和多年选育获得紫苏同源四倍体新品种，经区域试验和生产试验，性状表现一致、遗传稳定、营养成分和药用成分含量明显高于亲本紫苏的四倍体紫苏新品种多紫1号、多紫2号、多紫3号紫苏新品种。

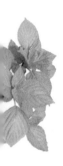

"多紫1号"紫苏品种特征：一年生直立草本植物，平均株高115cm，茎四棱，有明显凹槽，节间缩短，株形紧凑，平均分枝数32个，被紫色细柔毛；叶绿色，卵形，长9～10cm，宽9～10cm，基部圆形且全缘，顶端突尖或尾长尖，边缘具粗圆锯齿，叶面皱褶；每株地上平均鲜重为920g，平均叶鲜重为280g；花期9月，果期10月，千粒重2.433g。叶产量明显高于对照。

"多紫2号"紫苏品种特征特性：一年生草本植物，茎直立，株高80～90cm，茎四棱，有明显凹槽，节间缩短，株形紧凑，分枝数14～16个，被紫色细柔毛；叶两面纯紫色，叶卵形，长9～11cm，宽8～11cm，基部圆形且全缘，顶端突尖或尾长尖，边缘具粗圆锯齿，叶面褶皱；16cm^{2}叶重0.27g，每株地上鲜重620g，平均每株叶鲜重198g；花期9月，果期10月，千粒重2.067g。

"多紫3号"紫苏品种特征特性：一年生草本植物，茎直立，株高

80～100cm，茎四棱，有明显凹槽，节间缩短，株形紧凑，分枝数16～22个，被紫色细柔毛；叶紫色绿心，叶背面紫色，叶卵形，长9～12cm，宽8～11cm，基部圆形且全缘，顶端突尖或尾长尖，边缘具粗圆锯齿，叶面皱褶；16cm²叶重0.27g，每株地上鲜重680g，平均每株叶鲜重210g；花期9月，果期10月，千粒重2.267g。

四倍体多紫系列与二倍体亲本的比较：

在扫描电镜下，二倍体紫苏亲本及其3个紫苏同源多倍体品系的花粉都为单花粉粒，异极，辐射对称，每个试材的花粉粒以6沟花粉为主，偶见少量的8沟花粉。3个紫苏同源多倍体品系的花粉粒比其二倍体亲本的花粉粒大，并且3个紫苏同源多倍体品系之间花粉粒的大小存在差异（图3-1）。二倍体紫苏花粉粒的形态为扁球形，但3个紫苏同源多倍体品系的花粉粒的形态有以下3种类型：扁球形、近扁球形、近球形。紫苏二倍体亲本具有清楚的、长的、深的花粉沟，紫苏四倍体品系，除了多紫5号具有与亲本相似的花粉沟外，其余4个多倍体品系的花粉沟较宽、较浅，与其亲本花粉沟的形态存在较大的差异；诱导产生的紫苏突变体与其亲本在花粉粒的大小、形态、外壁纹饰等方面的差异，从孢粉学方面证明了诱导产生的紫苏突变体为多倍体。6份试材花粉粒形态之间的差异见表3-1。

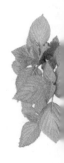

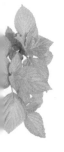

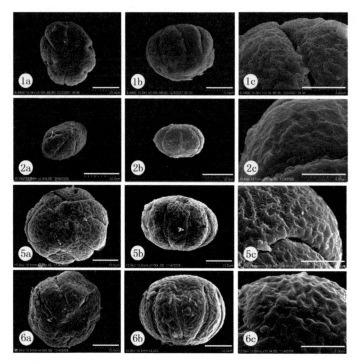

图3-1　扫描电镜下紫苏二倍体与多倍体花粉粒形态特征

注：1.二倍体亲本平叶紫苏；2.多紫3号；5.多紫2号；6.多紫1号。a为极面观，b为赤道面观，c为局部放大图。标尺：1a，5a，6a=10μm；2a=20μm；1b，5b～6b=10μm；2b=20μm；1c～6c=5μm。

表3-1　扫描电镜下紫苏变种二倍体与多倍体花粉粒形态学特征

编号	名称	极轴（μm）	赤道轴（μm）	极轴/赤道轴	花粉形状	萌发沟	外壁纹饰
1	二倍体亲本紫苏	17.40（16.88～18.64）	26.26（25.57～27.68）	0.66	扁球形	6沟	不规则的网状
2	多紫1号	26.24（25.49～27.88）	32.56（31.28～33.84）	0.81	近扁球形	6沟	连续的覆盖层
3	多紫2号	20.40（19.35～21.87）	29.19（28.56～30.81）	0.70	扁球形	8沟	不规则的网状
4	多紫3号	21.23（20.37～22.01）	32.60（31.83～33.29）	0.65	扁球形	6沟	连续的覆盖层

①花粉粒大小的比较：紫苏二倍体亲本花粉粒的平均极轴为17.40μm，平均赤道轴为26.26μm，而5个紫苏同源多倍体品系平均极轴的范围为20.40～26.24μm，平均赤道轴的范围为27.20～32.60μm。任何一个多倍体紫苏品系的平均极轴和平均赤道轴的数值都大于其二倍体亲本的平均极轴和平均赤道轴的数值，这表明5个紫苏同源多倍体品系的花粉粒比其二倍体亲本的花粉粒大。当我们用极轴×赤道轴来表示花粉粒粒的大小，3个紫苏同源多倍体品系中，多紫1号试材的花粉粒最大（26.24μm×32.56μm），多紫2号试材的花粉粒最小（20.40μm×29.19μm）。这说明5个紫苏同源多倍体品系之间花粉粒的大小存在差异。紫苏二倍体亲本花粉粒的极轴与赤道轴的比率是0.66；3个紫苏同源多倍体品系花粉粒的极轴与赤道轴的比率范围介于0.65（多紫3号）至0.81（多紫2号）之间，其平均比率是0.74。

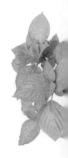

②花粉粒形态比较：根据花粉粒极轴与赤道轴的比率，二倍体紫苏及其3个紫苏同源多倍体品系花粉粒的赤道面观可以区分为以下3种类型：扁球形（P/E 范围：0.50～0.75），二倍体亲本、多紫2号、多紫3号；近扁球形（P/E 范围：0.75～0.875），多紫1号；近球形（P/E 范围：0.876～1.0），多紫5号。分析以上花粉粒的赤道面观的类型，我们可以得出这样的结论，3个紫苏同源多倍体品系花粉粒的形态存在差异。

③花粉沟比较：紫苏二倍体亲本及其3个紫苏同源多倍体品系的花粉粒主

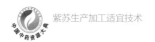
要为6沟花粉，偶见8沟花粉粒的出现。紫苏二倍体亲本具有清楚的、长的、深的花粉沟，达到花粉的极端。与二倍体亲本相比，3个紫苏多倍休品系的花粉沟也到达极端，具有与亲本相似的花粉沟外，其余2个多倍体品系的花粉沟较宽、较浅，与其亲本花粉沟的形态存在较大的差异。

④外壁纹饰比较：在扫描电镜下，二倍体紫苏及其5个紫苏同源多倍体品系的花粉粒具有不同的外壁纹饰。二倍体亲本具清晰的网状纹饰，网脊较高且宽，网眼较大，网眼内的穿孔数最多；多紫5号同样具有清晰的网状纹饰，但网脊较矮且窄，网眼较小，网眼内的穿孔数较少；多紫2号像二倍体亲本一样具清晰的网状纹饰，网脊较高且宽，网眼较大，但网眼内的穿孔数在这3份网状纹饰花粉粒中最少。综上所述，3个紫苏同源多倍体品系花粉粒的外壁纹饰与其二倍体亲本相比发生了变化，表现在多倍体品系花粉粒外壁出现了连续的覆盖层，即使是具有不规则网状纹饰花粉粒外壁的2个紫苏多倍体品系，与其二倍体亲本相比，它们相互之间在网脊的高低、网眼的大小、网眼内穿孔数的多少等方面也存在差异。

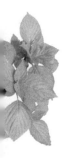

3. 晋紫苏1号和晋紫苏2号

山西中北大学张志军教授和他的团队，共收集了36份紫苏种质资源，综合利用作物育种、农艺栽培、化学分析、分子检测技术对收集紫苏资源进行系统筛选评价，形成一套完整的综合评价理论体系。在此理论体系指导下，经营养测定、抗耐性筛选、遗传多样性分析，筛选出迷迭香酸、花青素、精油、紫苏茶等特用材料12份，培育审定适宜山西省种植的高油品种"晋紫苏1号"，高α-亚麻酸品种"晋紫苏2号"。

"晋紫苏1号"是利用野生紫苏化学诱变后系选获得的晋紫苏1号新品种。2013年审定，品种证书号为晋审紫苏（认）2013001。该品种为一年生草本，油用品种，具有特异香气。平均生育期137.3天左右。株型较紧凑，平均株高158.5cm左右，茎绿色、呈方柱形，叶片两面均为绿色、心形，边缘有锯齿，上面疏生柔毛，下面被贴生柔毛，花白色，穗棒形，平均穗长17.9cm，松紧度偏松，单株平均小穗数108个，种子为小坚果，近球形，壳棕色，籽粒扁圆，平均千粒重4.6g。由农业部油料及制品质量监督检验测试中心（武汉）检测，含油量46.88%，其脂肪酸组成为亚麻酸56.5%、油酸22.0%、亚油酸11.9%、棕榈酸7.2%、硬脂酸2.0%。2011～2012年参加山西省紫苏直接生产试验，两年平均亩产83.9kg，试验点9个，全部增产。适于山西中、南部。

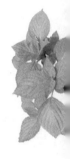

"晋紫苏2号"2015年审定，α-亚麻酸>65%，比对照品种至少高9%。特性是早熟，宜密植，适于山西中、北部。

4. 并紫苏1号

山西省农业科学院旱地农业研究中心，从"紫野8号系"选"并紫苏1号"。原名"紫苏1.0"。2009年通过山西省农作物品种审定委员会认定，品种审定编

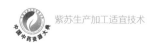

号：晋审紫苏（认）2009001。适宜山西省运城、临汾麦后育苗移栽，中部春播种植。

"并紫苏1号"品种特征特性：子叶出土凹尖，圆肾脏形，第一对真叶表面紫红色，背面紫色，幼茎及叶柄均为紫色，近无毛或短疏柔毛。茎秆紫色，四棱型、中空，主茎直立，每个主茎叶腋间长有分枝，株高1m左右，叶为桃形，背面紫色，有短茸毛，正面绿色光滑，蜡质层较厚，叶缘锯齿状，叶片肥大，穗为总状花序，单穗为长条形，每穗有小花15～25朵，小花互生，每小花结实4粒，籽粒灰褐色，在太原4月下旬育苗，5月下旬移栽，生育期100天左右。农业部油料及制品质量监督检验测试中心检测，α−亚麻酸54.8%，粗脂肪33.74%。并紫苏1号品种2007～2008年参加山西省紫苏区域试验，两年平均亩产172.2kg，其中2007年平均亩产159.2kg，2008年平均亩产185.1kg。

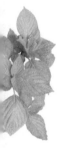

5. 中研肥苏1号、奇苏3号

贵州省农业科学院油菜研究所在前期广泛进行资源收集和材料种植的基础上，从田间筛选出1株产量优势的突变单株。在此基础上，采用连续5代的系统选育法，对产量，抗性及品质进行强化选择，并结合分子标记辅助鉴定，最终形成紫苏新品种"中研肥苏1号"。

"中研肥苏1号"品种特征特性：株型高大（最高近3m），叶色背面紫色、花色粉白、籽粒灰白。可叶籽双收，稳产高产，含油量高，分枝集中，抗逆性强。其中"中研肥苏1号"叶中紫苏烯及枸橼醛质量分数分别为54.39%，5.08%，可做绿肥使用。

贵州省油菜研究所从正安农家种M68系统选育而成"奇苏3号"。叶、籽两用紫苏新品种。长势稳健、叶色正面绿色，背面紫色。花色粉白色，籽粒灰白色。生育期166.2天。株高203.5cm，一次有效分枝数11.43个，主穗长25.56cm，主穗有效粒数64.36粒，单株有效穗数100.52穗，千粒重2.43g。经农业部油料及制品质量监督检查中心检测，分为以下几种植物成分比，粗蛋白含量27.01%，含油量43.24%；亚麻酸63.4%、油酸15.2%、亚油酸11.8%、棕榈酸6.9%、硬脂酸2.1%。锈病发病率10.49%，病指5.15。根腐病发病率3.2%，病指2.2。在最适栽培密度12000株/亩条件下，可收获籽约80kg，紫苏鲜叶520kg，紫苏梗160kg。

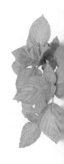

6. 川紫1号

四川农业大学由重庆南川收集紫苏材料经系统选育获得的"川紫1号"新品种，品种特征特性为生育期约216天，比对照早熟14天。平均株高177.0cm。叶片阔卵圆形，边缘粗圆齿型，被稀疏浅毛；叶面紫绿色，叶背紫色，叶片紫苏醛含量46.63%。茎秆绿紫色；花冠二唇形，粉红色；小坚果近球形，灰褐色。2009～2010年多点试验，茎叶平均干品亩产量分别为520.0kg和569.7kg，分别比对照增产21.4%和22.8%。2010年度生产试验平均亩产519.5kg，比对照增产20.3%。

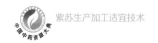

（三）留种技术

选择生长整齐一致紫苏作为留种田块，加强肥水管理，要求适当少施氮肥，增施磷钾肥，促进其开花结实。采种田种植密度以株行距 50cm×60cm 为宜。通常在10月中下旬至11月初，当种子大部分成熟时，于早晨一次性收割转运至场地晒干脱粒扬净，种子保存在阴凉干燥的地方。

（四）种子质量标准

本部分适用于紫苏种子的生产和销售。

1. 规范性引用文件

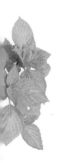

下列文件对于本文件的应用是必不可少的。凡是注日期的引用文件，仅注日期的版本适用于本文件。凡是不注日期的引用文件，其最新版本（包括所有的修改单）适用于本文件。

GB/T 3543.2 农作物种子检验规程扦样

GB/T 3543.3 农作物种子检验规程净度分析

GB/T 3543.4 农作物种子检验规程发芽试验

GB/T 3543.5 农作物种子检验规程真实性和品种纯度鉴定

GB/T 3543.6 农作物种子检验规程水分测定

2. 质量要求

紫苏种子质量检验方法为扦样。种子批的最大重量为1000kg；送验样品

的最小重量为300g；水分测定试样最小重量为50g；净度分析试样最小重量为

50g；其他种子计数试样最小重量为50g。其余部分按GB/T 3543.2执行。

紫苏种子质量应符合表3-2的要求。

表3-2 紫苏种子质量要求

项目	指标
纯度	≥95%
净度	≥95%
发芽率	≥75%
水分	≥8%

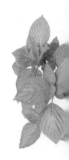

（1）净度分析 按GB/T 3543.3执行。

（2）发芽试验 发芽床采用纸间（BP），置床培养温度25℃，初次记数天

数5天，末次记数天数10天，其余部分按GB/T 3543.4执行。

（3）真实性和品种纯度鉴定 按GB/T 3543.5执行。

（4）水分测定 按GB/T 3543.6执行。

3. 检验规则

以种子的上述指标为质量检验依据，若其中一项达不到指标的即为不合格

种子。

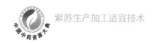

二、栽培技术

1. 选地整地

产地生态环境良好，无工业污染源、生活垃圾场，而且地形开阔，阳光充足，地势平坦，土壤肥沃，土壤pH值5.6～7.5，灌溉水源方便，水质清洁，避开土壤有机生物种群地区种植。

紫苏虽然耐瘠薄，但以选择排灌方便、疏松肥沃、远离工业污染源并能成片种植的壤土为佳。紫苏可连作2～3年。栽培前隔冬翻耕土壤每亩施用烘干鸡粪500kg或腐熟有机肥1500kg，过磷酸钙25kg。整细耙平后栽种。

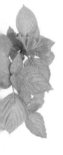

2. 播种

长江流域露地播种期为3～4月，黄淮流域等北方地区宜4～5月播种。亩用种子200g。紫苏种子细小，整地一定要精细，以利于出苗。在整好的畦上按行距50～60cm，开5～10mm的浅沟。穴播，按穴距30cm×50cm开穴。播时将种子拌上细沙，均匀地撒入沟（穴）内，覆薄土，稍加镇压，播后5～7天即可出苗。出苗后经过几次间苗，当苗高15～20cm时定苗。

3. 育苗移栽

（1）苗床选择　选择阳光充足、排灌方便、表土不易板结、通气保水性好、含腐殖质较高的肥沃土壤作苗床，苗床与大田之比1∶（40～50）。

（2）整地施肥　作苗床的田块提早耙耕、晒垄、捡净前茬根茎与杂物，施足基肥，苗床使用充分腐熟和无害化处理的动物粪便及植物残体堆沤有机肥3000kg/hm²，覆入土内，晒堡10天，再撒施45%硫酸钾型复合肥75kg/hm²、尿素30kg/hm²作底肥，肥土混匀耙平整细后作床，床高15cm，长宽视地形和操作方便而定。

（3）苗床管理

①适时揭膜：播种后1周左右即出苗，齐苗后揭膜通风炼苗，根据天气情况，逐步揭膜晒床。

②水浆管理：苗床保持湿润，做到不干不浇水，浇水一般在16:00后进行，移栽前须浇透水。

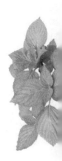

③苗床追肥：选用硫酸铵112.5kg/hm²，以后追肥视长势酌情考虑。

（4）秧苗标准及移栽　在幼苗出土后，苗高5～6cm间苗，苗高15～20cm时，苗紫叶片数2～3片，苗龄30～35天，苗粗壮、矮实，叶片较厚、挺直，根系发达，紫色，无病虫。选阴雨天或午后，按株行距50cm×60cm移栽于大田，栽后及时浇水1～2次。

4. 种植密度

按每亩9400株、4700株、3800株、3500株、2800株、2300株的密度进行紫苏栽培，分别测定产量，对紫苏不同种植密度下的产量进行研究，结果显示：

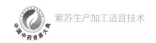

每亩产量分别为235.33kg、190.62kg、173.75kg、164.62kg和116.10kg。每亩栽

种9400株产量高达235.33kg，但在试验过程中，农事操作费工费时，且极不方

便，栽种过密，通风透光性差，易发生病虫害，下部叶子极易脱落，腐烂变

质，不能药用。栽种过稀，药农收益小，不益于紫苏产业化发展。考虑农事操

作方便与栽种效率，紫苏最佳种植密度为每亩4700株。合理密植有利于高产，

研究结果为紫苏产业化种植提供了科学依据。

5. 种植方式

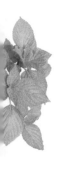

为了适应紫苏规模化栽培，寻找经济效益高且合理可行的栽培方法，比较

5种不同种植方式（育苗移栽、点播、条播、机耕撒播、机耕机播等不同栽培方

式）的效益。结果表明：育苗移栽方式的产量最高（1675.5kg/hm²），但成本也最

高（15924元/hm²），经济效益（10884.0元/hm²）最低。机耕机播和机耕撒播产量

分别为1372.4kg/hm²及1317.3kg/hm²，单位成本为5202元/hm²及5952元/hm²，经济

效益可达16756.4元/hm²及15124.8元/hm²，显著优于育苗移栽、点播、条播3种

栽培方式。机耕机播适宜于大而积的生产区域，而机耕撒播适宜于山区坡地及

土地而积较小区域，两者都是较理想的栽培方法。此外，不同种植方式对紫苏

分枝位、一次有效分枝数、单株有效穗数、主穗粒数影响较显著，但对株高、

千粒重、籽粒含油量影响不显著。

6．田间管理

（1）大田整作　大田应翻耕晒垡、深耕细耙、开沟作畦，开沟深15cm，畦宽 80～100cm，达到深沟高垄。

（2）移栽基本苗　栽植头一天，育苗地浇透水，随拔随栽，双垄移栽，行距30～40cm，株距15～20cm，基本苗15万株/公顷左右。

（3）水肥管理　在紫苏整个生长期，要求土壤保持湿润。高温雨季是紫苏生长的旺期，应注意排水。如果持续一星期不下雨，就要及时灌水。整个生长期追尿素20～30kg，分别于生长前期和采收期进行，生长后期适当补充磷、钾肥更有利于提高产量，改善品质。

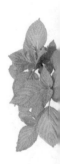

①科学施肥：施肥原则：每$1hm^2$单产鲜嫩叶$18000kg$需要纯N $45kg$，P_2O_5 $517kg$，K_2O $10kg$，在施足基肥的基础上，采用多次追肥，一般每隔13天追肥1次，以氮肥为主，配合使用磷肥，促进苗旺盛生长，提高产量。

基肥：施腐熟农家肥$15000kg/hm^2$和45%硫酸钾型复合肥$375kg/hm^2$。

追肥：缓苗后追施第一次苗肥，以尿素为主，$225kg/hm^2$。但10片叶后每隔15天追肥1次，开沟条施尿素$300kg/hm^2$。

叶面喷肥：为保证中后期旺盛生长，叶面喷施1～2次绿龙腐殖酸600倍液或生命素500倍液，促进紫苏采摘后恢复生机，早生快发。

②水分管理：紫苏在大田生长期间，干旱时要及时浇水，但不要大水

31

漫灌，梅雨季节，要加强"三沟"清理配套工作，做到雨过田干，降湿防渍。

（4）中耕除草　紫苏苗定植活棵后，前期生长缓慢，注意中耕除草；要进行勤锄，前期杂草生长旺盛，可采取人工拔除，做到有草即除，防止雨后土壤板结，同时及时中耕培土，提高土壤通透性及土温。

（5）整枝打杈　紫苏分枝力强，对所生分枝应及时摘除。定植后20～25天要摘除初茬叶，第四节以下的老叶要完全摘除。第五节以上达到12cm宽的叶片摘下腌制。有效节位一般可达20～23节，可采摘达出口标准的叶40～46张。

7. 病虫害防治

按照"公共植保，绿色植保"的要求，紫苏病虫害必须采取综合防治措施，通过轮作换茬、中耕除草、安装灭虫灯、悬挂黄色粘板诱杀及无公害低毒、低残留药剂防治等多种方法，把病虫害控制在发生初期。按照无公害生产要求，使用低毒、低残留类农药喷杀。确需用药剂喷施，严格采收间隔期达到7天以上。

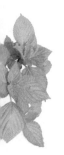

（1）病害防治　紫苏抗病性强，病害较少，主要有斑枯病、白粉病、锈病等。

①枯萎病：枯萎病在发病初期可用60%多菌灵盐酸盐600倍液喷施或灌根。

白粉病在发病初期可用25%粉锈宁可湿性粉剂1000倍液喷施。锈病发病初期及时摘除花叶，减轻病害蔓延，同时提前喷施75%百菌清600倍液，连喷2次。

②斑枯病：斑枯病6月以后开始发生，初期叶面出现褐色小斑点，逐渐扩大成为近圆形大病斑，病斑干枯后形成穿孔。发病初期用代森锰锌70%胶悬剂干粉喷粉防治，每隔1周1次，连喷2～3次；也可用1∶1∶200波尔多液防治，采收前20天停止用药。

③锈病：7月以后发生。开始时植株基部的叶背发生黄色斑点，严重时病叶枯黄反卷脱落。发病初期可用25%粉锈宁1000倍液或50%代森锰锌可湿性粉剂600倍液交替喷雾防治。

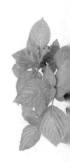

④白粉病：白粉病可用4%农抗120水剂200倍液或50%加瑞农可湿性粉剂800倍液喷雾防治。

（2）虫害防治　紫苏虫害较多，主要有斜纹夜蛾、螨类、菜青虫及一些地下害虫。

①小地老虎：春季5～6月出现第一代成虫，白天躲在阴暗地方，夜间出来活动、取食、交尾，在残株和土块上产卵，成虫有较强的趋光性，可采取人工检查捕杀幼虫，清除枯枝杂草，深埋或烧毁，使害虫无藏身之地。发现植株被害，可在畦周围约3～5cm深开沟撒入毒饵诱杀。毒饵配制方法是将麦麸炒香，用90%的晶体敌百虫30倍液，将饵料拌潮或将50kg鲜草切3～4cm长，直接用

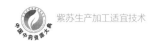

50%辛硫磷乳油0.5kg湿拌，于傍晚撒在畦周围诱杀。

②银纹夜蛾：又叫造桥虫，紫苏上几种造桥虫成虫多昼伏夜出，以夜晚9～10时活动最盛，用2%西维因粉剂喷粉或用50%杀螟松作超低量喷雾，每亩用原液150～200ml，对各龄幼虫杀伤率均达90%以上。

③紫苏野螟：又名紫苏红粉野螟、紫苏卷叶虫等，是危害紫苏等多种唇形科药用植物的害虫。被害株卷叶和枝头被咬折断，影响紫苏生长。施药应掌握在幼虫盛孵期，可用20%杀灭菊酯乳油2000～3000倍液喷雾。

④甘蓝夜蛾：幼虫又叫地蚕、切根虫、截虫。幼虫为杂食性害虫，受害严重时叶肉全被吃光，仅剩较粗的叶脉和叶柄，受害轻时叶子也被咬成大小不等的孔。可采取诱杀与捕捉，药剂防治幼虫相结合。毒饵诱杀：幼苗出土前用此法效果最好，出土后效果较差。撒前最好先除草。将毒剂与饵料混拌均匀，制成毒饵，在黄昏时撒在根部附近。在第一次撒布毒饵后，可根据情况，隔4～5天再撒1～2次。

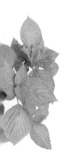

⑤其他：茶黄螨防治药剂选用73%克螨特（丙炔螨特）1500倍液喷雾。美洲斑潜蝇可选用内吸性强的1.8%阿维菌素2000倍液喷施。蚜虫可选用10%吡虫啉1000倍液或50%避蚜雾可湿性粉剂200倍液交替使用。斜纹夜蛾选用2.5%澳氰菊酯2500倍液喷雾，间隔10天再喷1次。

三、采收与产地加工技术

1. 适时采收

紫苏的采收期因用途及气候不同而异。作药用的苏叶、苏梗多在枝叶繁茂时采收；作为菜用的一般当第5茎叶片横宽10cm以上时，即可开始摘叶。每次采摘2对叶片，北方以6～8月上旬为采摘期，每株可分期采收20～23对合格产品，出口产品要求的标准是：叶片中间最宽处达到12cm以上，无缺损，无洞眼，无病斑；苏叶、苏梗、苏子兼用的全苏一般在9～10月份，等种子部分成熟后选晴天全株割下运回加工。

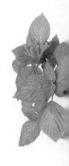

以采收嫩叶食用者，可随时采收或分批收割。紫苏成品叶采收标准宜为宽12cm以上的完整、无病斑叶片。一般始采期为5月下旬6月初，在植株具4～5对真叶时采收。采收盛期每3～4天采收1对叶，其他时期每6～7天采收1对叶，可持续采收100天。每株平均可采收20～22对成品叶，每亩成品叶产量1250kg；机械收割则当紫苏6～8对真叶、苗高约45cm时，选择在晴天6:00～10:00为宜，避免高温及阴雨天收获。以后每隔10～13天、待新梢恢复长势后再次采收。采收部位为嫩叶头5～6cm，要求叶片基部宽5cm以上、不带有硬枝。

采收种子者，应及时采收，防止种子自然脱粒，宜在40%～50%的种子成熟时一次性收割，晾晒3～4天后脱粒。每亩种子产量可达50kg。

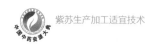

以采收苏叶和苏梗药材为目的时，苏叶宜在夏、秋季节采收叶或带叶小枝，阴干后收贮入药；亦可在秋季割取全株，先挂在通风处阴干，再取叶入药。苏叶以叶大、色紫、不碎、香气浓、无枝梗者为好。苏梗分为嫩苏梗和老苏梗，6～9月采收嫩苏梗，9月与紫苏籽同时采收者为老苏梗。采收苏梗时，应除去小枝、叶和果实，取主茎，晒干或切片后晒干。苏梗以外皮紫棕色、分枝少、香气浓者为好。

2. 紫苏最适宜采收时期确定研究

试验所用紫苏材料取自河北省农林科学院药用植物研究中心大河试验园区。紫苏品种为冀紫2号紫苏，2010年3月20日播种育苗，5月20日栽入试验田。试验检测仪器主要有岛津LC–2010AHT高效液相色谱仪，所用试剂甲醇、乙腈和甲酸均为色谱纯，其他提取用有机溶剂为分析纯。迷迭香酸对照品购自中国食品药品检定研究院。测定紫苏叶中挥发油（表3–3）和迷迭香酸（表3–4）的含量以确定最适采收时间。

表3–3　不同采收时期紫苏叶中挥发油含量测定结果

紫苏品种	挥发油含量（%）			
	2010.7.15	2010.8.15	2010.9.15	2010.9.30
冀紫2号	0.37	0.23	0.57	0.58

表3-4　不同采收时期苏梗中迷迭香酸含量测定结果

紫苏品种	迷迭香酸含量（%）			
	2010.7.15	2010.8.15	2010.9.15	2010.9.30
冀紫2号	0.1225	0.1602	0.4333	0.8129

从表看出，紫苏叶挥发油含量以9月30日最高，为0.58%；紫苏梗中迷迭香酸含量以9月30日最高，综合考虑结果表明，紫苏作为药用时以9月30日采收为最适宜采收期。

3. 加工

作为蔬菜用紫苏，为确保紫苏嫩叶品质，应做到分批采收，及时分拣，当日加工，并用梅子汁腌渍浸泡，以防时间过长发热变质，影响产品质量。

作为药用紫苏，收回后应摊在地上或悬挂通风处阴干，干后连叶捆好，抖出种子即为苏子。苏子晒干后采用传统加工方法，出油率达40%～60%。全株收割以后，去掉粗梗，将枝叶摊晒1天即入锅蒸馏，晒过一天的枝叶125kg一般可出紫苏油0.2～0.25kg。紫苏是轻重工业中的高级油料，可用来制造清漆、色漆、阿立夫油、油墨以及肥皂、涂料、化妆品、高级润滑油等。此外，紫苏籽榨出的油又是优良的保健食用油，其味道芳香可口，酱油、醋中加入少量紫苏油可防腐保鲜。

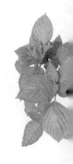

第4章

紫苏特色适宜技术

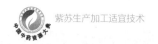

　　黑龙江省规模种植始于近几年，分布于桦南、宁安、大庆等地，面积在15万亩左右，农产品除做药材外，主要以种子出口韩国，少量以紫苏油出口日本。

1. 北方紫苏栽培技术

　　（1）选地、轮作与整地　紫苏宜选择黑土、碳酸盐黑钙土和草甸土，土壤质地为壤土为好。宜选择平川地或排水良好的二洼地。采取合理的轮作方式，防止重迎茬，一般轮作方式为：玉米—玉米—大豆—紫苏，大豆—玉米—玉米—紫苏。前茬深翻地，一般进行秋季深翻起垄春季镇压，前茬深翻过的地块可以采取耙茬起垄的整地方式。棚室种植不宜采用半地下式类型的，需要客土，结合施肥。

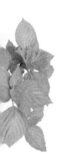

　　（2）施肥　紫苏施肥，以基肥为主，部分施用叶面肥。基肥，每公顷施用腐熟的有机肥15吨，复合肥150kg；施叶面肥，每公顷施用液体生物肥900～1200ml，开花期前叶面喷雾2～3次。棚室移栽，以基肥为主，每公顷施用腐熟的鸡粪颗粒肥7.5吨，随整地时均匀施入耕层。

　　（3）品种经济性状的选择　目前，黑龙江省以油用型紫苏居多，生育期不宜过长，以保证种子成熟。兼用型有部分种植，生育期中等为好。叶用型的应选择较长生育期，保证有足够的叶片采摘时间，保证叶片产量。另外，目前筛选出的红色素含量高的紫苏品种生育期都较长，陆地栽培应考虑生育期不宜过长。棚室内种植可以适当放宽对生育期的要求；以加工去皮紫苏为目的，应选择大粒品种。

（4）采收　叶用紫苏或油、叶兼用紫苏主要以采收叶片为主。一般在紫苏植株叶片横向宽度为10～13cm时进行采摘，这时叶片大而肥厚，产量和质量较好。油用紫苏，可以在种子变为棕色或褐色及叶片变黄褐色时进行收获。红色素紫苏品种，收割期一般在开花末期或种子青熟期。

2. 出口日本青紫苏优质高效设施栽培技术

安徽当涂县黄池镇农业服务中心章治山等根据紫苏品种特性和多年种植经验的积累，开展了紫苏标准化生产技术研究，制定了从整地播种、育苗定植、田间管理、病虫害防治、质量安全、采收等无公害标准化生产操作规程，并实现机械化采收，降低成本，促进农业增效、农民增收。

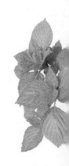

近年来，日本蔬菜市场的紫苏叶消费量增大，年需求量20亿片。新昌县邻近宁波市，交通便利，发挥区位、经济、技术和劳力资源优势，开拓出口蔬菜市场，经过实施，取得了显著的成效。

（1）品种特性　常见种植品种为"赤芳"，来自日本，属紫苏变种皱叶紫苏，又名鸡冠紫苏，茎直立断四面棱，株高50～60cm，多分枝，密生细柔毛，绿色。轮伞花序2花，白色，组成顶生及腋生偏向一侧的假总状花序；叶对生，阔卵形，叶宽一般在20cm左右，最大叶叶宽达24cm，边缘具锯齿，顶端锐尖，

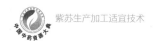

叶两面全绿，成熟时略带紫色，叶柄长3～5cm，密被长柔毛；小坚果卵球或球形，灰褐色至深褐色，千粒重1.5g左右。

（2）设施栽培技术

①整地施肥：土壤在冬季进行深耕晒垡，促使土壤风化。定植前10～15天把8m宽的大棚地均匀分成6畦，每畦净畦面0.8m，要求畦面平整，并施好基肥，即施含硫复合肥750kg/hm²，腐熟栏肥45t/hm²。定植前喷洒50%乙草胺乳油1125～1500g/hm²，以防止草害发生，喷药后除定植穴外，尽量不破坏土表除草剂液膜，2天后定植。

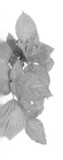

②播种育苗：3月初采用大棚加小拱棚播种育苗方法。按种植面积的15%～20%准备苗床，苗床播种量为0.5～1.0g/m²。播种苗床要浇足底水，种子拌过磷酸钙和细砂均匀撒播于床面，盖一层薄土，以见不到种子颗粒为宜，再均匀撒稻草，覆盖地膜，加小拱棚，以保温保湿，经7～10天即发芽出苗。注意及时揭除地膜，及时间苗，一般间苗3次，苗距约3cm。及时通风、透气，防止秧苗疯长。3月底4月初揭除小棚薄膜，增强植株对外界环境的适应性。

③移栽定植：4月上中旬，秧苗2～3对真叶时定植。在定植时，要在起苗的前1天浇透苗床，使土壤湿润，以利起苗，保持根系完整，并带土移栽。每畦定植2行，株距为20cm，种植7.2万株/公顷栽时覆盖细潮土压实，使根系舒展，栽后浇水以利成活。

④田间管理：食叶紫苏较耐湿、耐涝，不耐干旱。如果畦土过干，食叶紫苏茎叶粗硬，纤维多，品质差。生长期，保持土壤湿润，也可安装微灌微管（肥水一体化）。生长期间依据长势，追施尿素4～5次。定植后15～20天要摘除初茬叶，将第4节以下的老叶全部摘除。第4节以上达到18cm宽的叶片摘下加工。及时打杈，打杈可与摘叶采收同时进行。

4月上旬至5月上旬，以保温防冻为主，晴天中午应注意通风换气，大棚两头膜日开夜关，以关为主；5月上旬至10月上旬，根据天气情况和气温变化，大棚两头两边膜均以开为主，进行通风换气，降低棚内温度。移栽成活期适当遮阴，移栽缓苗后白天温度控制在20～26℃，开花期控制在26～28℃；夜间温度控制在12～15℃。相对湿度75%～80%。采叶期若空气过于干燥，茎叶粗硬、纤维多、品质差，要注意调控空气湿度。

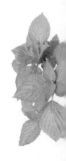

蚜虫和小青虫是为害紫苏的主要害虫。可在叶片采摘后立即采用蚜虱净、敌杀死等喷治。延后下一次采叶时间，2对叶片同时采摘，有助于降低农药残留量。

病害主要有斑枯病、锈病、白粉病等。对于斑枯病，可用菌毒清1500倍液或800%代森锌可湿性粉剂800倍液进行防治，连续喷药2次；对于锈病和白粉病，可用25%粉锈宁2000倍液或50%甲基托布津1500倍液进行防治，连续喷药2次。

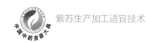

⑤叶片采收：采收标准：叶片无病斑、无缺损、无洞孔，叶片中间最宽处超过18cm。5月上中旬采收。若秧苗壮健，从第4对至第5对真叶开始即能达到采摘标准。5月下旬及6月上旬，叶片生长迅速，平均3~4天可采摘1对叶片，其他时间一般每隔6~7天采收1对叶片。

（3）加工与速冻　在不锈钢（口径0.8~1.0m）水桶中，放清洁自来水，按水量添加10%盐浓度（每50kg水需盐6.5~7.5g），并添加0.002%碳酸镁或VC，保持pH值7.0~8.0弱碱性，以保持紫苏叶色正常不褪色，加热至水温达85~95℃时，将干净的紫苏叶放入并均匀加热水煮30秒，经盐热水杀菌后立即捞起，放到放有冰块的1~5℃冷水中急冷却并水洗，洗去残余的碱性物质，水滤干后，按叶片大小（宽度18cm以上）进行叠装，每叠50张装入保鲜袋内，立即放入-40~-35℃的速冻冷库进行速冻，待速冻成块后，再放入-18℃左右的冷库进行保存，待装-18℃冷库车出口。

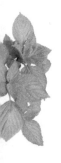

3. 紫苏冬季设施栽培

我国北方部分地区，在冬季设施内栽培紫苏，亦取得较好的经济效益。通常依采收方式不同，分为"芽紫苏""穗紫苏"和"叶紫苏"。"芽紫苏"栽培宜利用日光温室或加温温室，并加大播种量，撒播。3~4片叶时即可采收，一般每20天可生产一茬。"穗紫苏"栽培时，宜先育苗，育苗可采用"芽紫苏"栽培方式进行。定植时，每穴3~4株，穴距10~12cm。在冬季短日照下，设施内保持20℃左右温度，植株6～7片时抽穗。穗长6～8cm时采收，以花色鲜明、花蕾密生者为优。

"叶紫苏"冬季设施栽培时，宜在3～4片真叶期进行夜间补光，使每天光照时间达14小时，以抑制花芽分化，增加叶数。定植株行距均宜30cm左右。

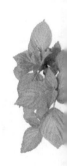

第5章

紫苏药材
质量评价

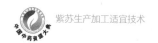
一、本草考证与道地沿革

1. 紫苏的本草考证

紫苏籽原名"苏"，始载于梁·陶弘景的《名医别录》，列为中品。弘景《本草经集注》曰："叶下紫色，而气甚香，其无紫色不香似荏者，名野苏，不堪用。其子主下气，与橘皮相宜同疗。"唐代《食疗本草》中记载"紫苏，除寒热，治冷气"。至宋代，对紫苏籽有了较详细的描述，《本草图经》中指出，"苏，紫苏也，今处处有之，叶下紫色，而气甚香，夏采茎叶，秋采实。其茎并叶通心经，益脾胃，煮饮尤胜，与橘皮相宜同疗，气方中多用之。实主上气

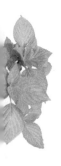

咳逆……若欲宣通风毒，则单用茎，去节大良"。《本草衍义》谓"苏，此紫苏也，背面皆紫色佳，子治肺气喘急"，明·李时珍《本草纲目》记载："九月半枯时收子，子细如芥子而色黄赤，亦可取油如荏油。"并载："苏子与叶同功，发散风气宜用叶，清利下气宜用子也。"《中国药典》2000年版一部规定："紫苏籽来源于唇形科植物紫苏的干燥成熟果实。"肖培根主编《中国植物原色图鉴》描述紫苏具有特异芳香，叶紫色或紫绿色，与弘景所描述紫苏的叶下紫色，而气香一致。可以看出，当时所用紫苏与现在药用相一致。

从历代本草考证来看，紫苏和白苏自古就是作为两种不同的植物记载的，历代苏出现了几种，但是药用记载都以叶色紫者为好，与现在所用紫苏相一

致。且古今均是运用其降气消痰，平喘，润肠之功效。紫苏属仅1个种3个变种，其植物学名一直很混乱，紫苏和白苏的学名长期分合不定。20世纪70年代《中国植物志》66卷将白苏和紫苏合并为一种。

2. 道地沿革

紫苏原名苏，始载于《名医别录》，列为中品。之后的历代本草大多记载为处处有之。宋《本草图经》指出："苏，紫苏也，旧不著所出州土，今处处有之。"

明《救荒本草》曰："出简州及无为军，今处处有之。"简州及无为军为今四川及安徽。

明《药性粗评》："江南园圃处处有之。"

民国时期《增订伪药条辨》曰："紫苏，江浙皆出。"

《陕西中药志》收载紫苏主产于山阳、凤县、南郑，安康、旬阳、汉阴、黄龙、宜君等县，多栽培于山坡或庭院。

1963年版《中国药典》一部收载紫苏主产于江苏、湖北、广东、河南、河北等地。

徐国钧《中国药材学》收载紫苏叶主产于湖北、河南、四川、江苏、广西、山东、广东、浙江、河北、山西等地，以湖北、河南、四川、山东、江苏产量大，广东、广西、湖北、河北品质佳，销全国并出口。紫苏籽主产于江苏、湖北、江西、浙江、山东、四川等地。销全国，并有出口。紫苏梗项下未记载产地。

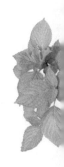

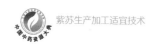

《中华本草》记载紫苏主产于江苏、湖北、河南、浙江、山东、四川等地，全国其他地区亦产。多自产自销。野紫苏全国多数地区有产。多白产自销。

《中药大全》收载紫苏叶主产于江苏、浙江、河北、湖北、河南等地，其他各地多有栽培。紫苏叶项下附有紫苏梗、紫苏籽。

张贵军《现代中药材商品通鉴》收载紫苏梗产于湖北黄冈、孝感，河北安国，山西。河南禹县、商丘，江苏、广西、四川涪陵、山东蒙安、广东等地。

《实用本草纲目彩色图鉴》收载紫苏叶。全国各地广泛栽培。紫苏叶项下有附有紫苏梗。

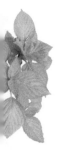

《中药大辞典》收载紫苏梗主产于江苏、河南、浙江、山东、湖北、四川等地。

金世元《金世元中药材传统经验鉴别》收载紫苏叶主产于江苏、浙江、河北等地，多自产自销。以河北安国栽培品种质量最优。紫苏叶项下附有紫苏梗。

综合以上古文献及现代文献考证，紫苏产于湖北、河南、四川、江苏、广西、广东、浙江、河北、山西等地。

二、药典标准

1. 紫苏叶

本品为唇形科植物紫苏 *Perilla frutescens*（L.）Britt.的干燥叶（或带嫩枝）。

夏季枝叶茂盛时采收，除去杂质，晒干。

【性状】　本品叶片多皱缩卷曲、破碎，完整者展平后呈卵圆形，长4～11cm，宽2.5～9cm。先端长尖或急尖，基部圆形或宽楔形，边缘具圆锯齿。两面紫色或上表面绿色，下表面紫色，疏生灰白色毛，下表面有多数凹点状的腺鳞。叶柄长2～7cm，紫色或紫绿色。质脆。带嫩枝者，枝的直径2～5mm，紫绿色，断面中部有髓。气清香，味微辛。

【鉴别】（1）本品叶表面制片：表皮细胞中某些细胞内含有紫色素，滴加10%盐酸溶液，立即显红色；或滴加5% 氢氧化钾溶液，即显鲜绿色，后变为黄绿色。

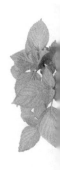

本品粉末棕绿色。非腺毛1～7细胞，直径16～346μm，表面具线状纹理，有的细胞充满紫红色或粉红色物。腺毛头部多为2 细胞，直径17～36μm，柄单细胞。腺鳞常破碎，头部4～8细胞。上、下表皮细胞不规则形，垂周壁波状弯曲，气孔直轴式，下表皮气孔较多。草酸钙簇晶细小，存在于叶肉细胞中。

（2）取【含量测定】项下的挥发油，加正己烷制成每1ml含10μl的溶液，作为供试品溶液。另取紫苏醛对照品，加正己烷制成每1ml含10μl的溶液，作为对照品溶液。照薄层色谱法（通则0502）试验，吸取上述两种溶液各2μl，分别点于同一硅胶G薄层板上，以正己烷-乙酸乙酯（15∶1）为展开剂，展开，取出，晾干，喷以二硝基苯肼乙醇试液。供试品色谱中，在与对照品色谱相应

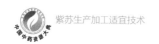

的位置上，显相同颜色的斑点。

（3）取本品粉末0.5g，加甲醇25ml，超声处理30分钟，滤过，滤液浓缩至干，加甲醇2ml使溶解，作为供试品溶液。另取紫苏叶对照药材0.5g，同法制成对照药材溶液。照薄层色谱法（通则0502）试验，吸取上述两种溶液各3μl，分别点于同一硅胶G薄层板上，以乙酸乙酯-甲醇-甲酸-水（9∶0.5∶1∶0.5）为展开剂，展开，取出，晾干，喷以10%硫酸乙醇溶液，在105℃加热至斑点显色清晰，置紫外光灯（365nm）下检视。供试品色谱中，在与对照药材色谱相应的位置上，显相同颜色的荧光斑点。

【检查】 水分不得过12.0%（通则0832第四法）。

【含量测定】 照挥发油测定法（通则2204）测定，保持微沸2.5小时。本品含挥发油不得少于0.40%（ml/g）。

饮片

【炮制】 除去杂质和老梗；或喷淋清水，切碎，干燥。本品呈不规则的段或未切叶。叶多皱缩卷曲、破碎，完整者展平后呈卵圆形。边缘具圆锯齿。两面紫色或上表面绿色，下表面紫色，疏生灰白色毛。叶柄紫色或紫绿色。带嫩枝者，枝的直径2~5mm，紫绿色，切面中部有髓。气清香，味微辛。

【含量测定】 同药材，含挥发油不得少于0.20%（ml/g）。

【鉴别】【检查】 同药材。

【性味与归经】　辛，温。归肺、脾经。

【功能与主治】　解表散寒，行气和胃。用于风寒感冒，咳嗽呕恶，妊娠呕吐，鱼蟹中毒。

【用法与用量】　5～10g。

【贮藏】　置阴凉干燥处。

2. 紫苏梗

本品为唇形科植物紫苏 *Perilla frutescens*（L.）Britt. 的干燥茎。秋季果实成熟后采割，除去杂质，晒干，或趁鲜切片，晒干。

【性状】　本品呈方柱形，四棱钝圆，长短不一，直径0.5～1.5cm。表面紫棕色或暗紫色，四面有纵沟和细纵纹，节部稍膨大，有对生的枝痕和叶痕。体轻，质硬，断面裂片状。切片厚2～5mm，常呈斜长方形，木部黄白色，射线细密，呈放射状，髓部白色，疏松或脱落。气微香，味淡。

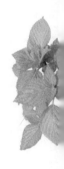

【鉴别】　（1）本品粉末黄白色至灰绿色。木纤维众多，多成束，直径8～45μm。中柱鞘纤维淡黄色或黄棕色，长梭形，直径10～46μm，有的孔沟明显。表皮细胞棕黄色，表面观呈多角形或类方形，垂周壁连珠状增厚。草酸钙针晶细小，充塞于薄壁细胞中。

（2）取本品粉末1g，加甲醇25ml，超声处理30分钟，滤过，滤液浓缩至干，残渣加甲醇1ml使溶解，作为供试品溶液。另取迷迭香酸对照品，加甲醇制成每

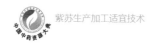

1ml含0.2mg的溶液，作为对照品溶液。照薄层色谱法（通则0502）试验，吸取上述两种溶液各2μl，分别点于同一硅胶G薄层板上，以正己烷-乙酸乙酯-甲酸（3∶3∶0.2）为展开剂，展开，取出，晾干，置紫外光灯（365nm）下检视。供试品色谱中，在与对照品色谱相应的位置上，显相同颜色的荧光斑点。

【检查】 水分不得过9.0%（通则0832第二法）。总灰分不得过5.0%（通则2302）。

【含量测定】 避光操作。照高效液相色谱法（通则0512）测定。

色谱条件与系统适用性试验 以十八烷基硅烷键合硅胶为填充剂；以甲醇-0.1%甲酸溶液（38∶62）为流动相；检测波长为330nm。理论板数按迷迭香酸峰计算应不低于3000。

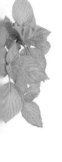

对照品溶液的制备：取迷迭香酸对照品适量，精密称定，加60%丙酮制成每1ml含40μg的溶液，即得。

供试品溶液的制备：取本品粉末（过三号筛）约0.5g，精密称定，置具塞锥形瓶中，精密加入60%丙酮25ml，密塞，称定重量，超声处理（功率250W，频率40kHz）30分钟，再称定重量，用60%丙酮补足减失的重量，摇匀，滤过，取续滤液，即得。

测定法：分别精密吸取对照品溶液10μl与供试品溶液5～20μl，注入液相色谱仪，测定，即得。

本品按干燥品计算，含迷迭香酸（$C_{18}H_{16}O_8$）不得少于0.10%。

饮片

【炮制】 除去杂质，稍浸，润透，切厚片，干燥。

本品呈类方形的厚片。表面紫棕色或暗紫色，有的可见对生的枝痕和叶痕。切面木部黄白色，有细密的放射状纹理，髓部白色，疏松或脱落。气微香，味淡。

【鉴别】【检查】 同药材。

【性味与归经】 辛，温。归肺、脾经。

【功能与主治】 理气宽中，止痛，安胎。用于胸膈痞闷，胃脘疼痛，嗳气呕吐，胎动不安。

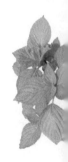

【用法与用量】 5～10g。

【贮藏】 置干燥处。

3. 紫苏籽

本品为唇形科植物紫苏*Perilla frutescens*（L.）Britt.的干燥成熟果实。秋季果实成熟时采收，除去杂质，晒干。

【性状】 本品呈卵圆形或类球形，直径约1.5mm。表面灰棕色或灰褐色，有微隆起的暗紫色网纹，基部稍尖，有灰白色点状果梗痕。果皮薄而脆，易压碎。种子黄白色，种皮膜质，子叶2，类白色，有油性。压碎有香气，味微辛。

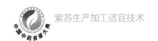

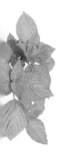

【鉴别】（1）本品粉末灰棕色。种皮表皮细胞断面观细胞极扁平，具钩状增厚壁；表面观呈类椭圆形，壁具致密雕花钩纹状增厚。外果皮细胞黄棕色，断面观细胞扁平，外壁呈乳突状；表面观呈类圆形，壁稍弯曲，表面具角质细纹理。内果皮组织断面观主为异型石细胞，呈不规则形；顶面观呈类多角形，细胞间界限不分明，胞腔星状。内胚乳细胞大小不一，含脂肪油滴；有的含细小草酸钙方晶。子叶细胞呈类长方形，充满脂肪油滴。

（2）取本品粉末1g，加甲醇25ml，超声处理30分钟，滤过，滤液蒸干，残渣加甲醇1ml使溶解，作为供试品溶液。另取紫苏籽对照药材1g，同法制成对照药材溶液。照薄层色谱法（通则0502）试验，吸取上述两种溶液各2μl，分别点于同一硅胶G薄层板上，以正己烷–甲苯–乙酸乙酯–甲酸（2∶5∶2.5∶0.5）为展开剂，展开，取出，晾干，喷以三氯化铝试液，置紫外光灯（365mn）下检视。供试品色谱中，在与对照药材色谱相应的位置上，显相同颜色的斑点。

【检查】水分不得过8.0%（通则0832第二法）。

【含量测定】照高效液相色谱法（通则0512）测定。

色谱条件与系统适用性试验：以十八烷基硅烷键合硅胶为填充剂；以甲醇–0.1%甲酸溶液（40∶60）为流动相；检测波长为330nm。理论板数按迷迭香酸峰计算应不低于3000。

对照品溶液的制备：取迷迭香酸对照品适量，精密称定，加甲醇制成每1ml含80μg的溶液，即得。

供试品溶液的制备：取本品粉末（过二号筛）约0.5g，精密称定，置具塞锥形瓶中，精密加入80%甲醇50ml，密塞，称定重量，加热回流2小时，放冷，再称定重量，用80%甲醇补足减失的重量，摇匀，滤过，取续滤液，即得。

测定法：分别精密吸取对照品溶液10μl与供试品溶液20μl，注入液相色谱仪，测定，即得。

本品按干燥品计算，含迷迭香酸（$C_{18}H_{16}O_8$）不得少于0.25%。

饮片

【炮制】 紫苏籽：除去杂质，洗净，干燥。

【性状】【鉴别】【检查】【含量测定】 同药材。

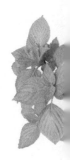

炒紫苏籽：取净紫苏籽，照清炒法（通则0213）炒至有爆声。本品形如紫苏籽，表面灰褐色，有细裂口，有焦香气。

【检查】 水分：不得过2.0%。

【含量测定】 同药材，含迷迭香酸（$C_{18}H_{16}O_8$）不得少于0.20%

【鉴别】 同药材。

【性味与归经】 辛，温。归肺经。

【功能与主治】 降气化痰，止咳平喘，润肠通便。用于痰壅气逆，咳嗽气

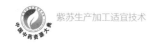

喘，肠燥便秘。

【用法与用量】 3～10g。

【贮藏】 置通风干燥处，防蛀。

三、质量评价

（一）紫苏梗质量标准研究

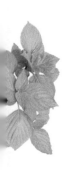

紫苏梗为唇形科植物紫苏*Perilla frutescens*（L.）Britt.的干燥茎。理气宽中、止痛、安胎。用于治疗胸膈痞闷、胃脘疼痛、嗳气呕吐、胎动不安。紫苏梗为《中国药典》（2015年版一部）收载品种，但质量标准中仅规定性状项，不能有效地控制药材质量，而且没有紫苏梗饮片的质量标准，有关其TLC鉴别和含量测定的报道甚少。为此对紫苏梗药材质量标准重新进行了研究，增加了薄层鉴别及水分、总灰分、酸不溶性灰分，采用高效液相色谱法测定了紫苏梗中迷迭香酸的含量，并在药材研究的基础上建立了紫苏梗饮片的质量标准。对收集到全国不同地区市售和采集的紫苏梗样品药材10份，饮片5份，在鉴定基础上，进行上述实验，制定紫苏梗的质量控制标准。

1. 性状鉴别

本实验在参考了《中国药典》2005年版紫苏梗性状项下内容以及相关书目，新增紫苏梗净片的性状：本品呈方柱形或斜长方形的片状，直径0.5～1.5cm。

表面紫棕色或暗紫色，有纵沟及细纵纹，有的可见对生的枝痕和叶痕。切面皮

部极薄，木部黄白色，射线细密，呈放射状，髓部白色，疏松或脱落。体轻，

质硬。气微香，味淡。

2. 薄层鉴别

取紫苏梗粉末1g置具塞锥形瓶中，加甲醇25ml，超声处理30分钟，滤过，

滤液浓缩至1.5ml作为供试品溶液。另取迷迭香酸对照品，用甲醇溶解，制成每

1ml含0.2mg的溶液。照薄层色谱法实验，吸取供试品溶液3μl，对照品溶液2μl，

分别点于同一硅胶G薄层板上，以正己烷–乙酸乙酯–甲酸（3∶3∶0.2）为展开

剂，展开缸预平衡15分钟，展开8cm，取出，晾干，置紫外光灯（365nm）下

检视。供试品色谱中，在与对照品色谱相应的位置上，显相同的蓝色荧光斑点

再浸以0.8mg/ml的DPPH乙醇溶液，置可见光下检视。供试品色谱中，在与对

照品色谱相应的位置上，显相同的黄色斑点。

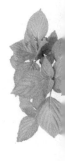

3. 水分测定

按照2015年版《中国药典》（一部）水分测定法（第一法）测定。

4. 总灰分及酸不溶性灰分检查

按照2015年版《中国药典》（一部）灰分测定法测定。计算供试品中总灰

分及酸不溶性灰分的含量。

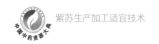

5. 紫苏梗质量标准

总灰分不得过5.0%，酸不溶性灰分不得过1.2%，水分不得过9.0%，迷迭香酸的含量不得低于0.10%。建议紫苏梗饮片各指标范围可控制在：总灰分不得过4.0%，酸不溶性灰分不得过0.6%，水分不得过8.0%，迷迭香酸的含量不得低于0.07%。

（二）紫苏炮制品的质量控制研究

炮制是中药在应用前或制成各种制剂前必需的加工处理过程，方法主要包括修治（纯净、粉碎和切制）、水制（洗、淋、泡、润、漂和水飞）、火制（炒、炙、煅、煨和烘焙）、水火共制（煮、蒸、焯和淬）、制霜、发酵和发芽等，目的是降低或消除中药的毒副作用、增强药物的临床疗效、改变药物的性能或功效、改变药物的性状及纯净药材。

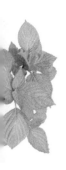

紫苏叶和紫苏梗的炮制方法较简单，前者为"取原药材，除去杂质及老梗，或喷淋清水，稍润，切宽丝，晒干"，后者为"取原药材，除去杂质，稍浸，润透，切厚片，干燥"，主要目的是改变药材的性状；而苏子的炮制方法有炒制、蜜制和制霜，且临床上多用炒苏子，目的是增强或改变药物的功效。苏子为苏的干燥成熟果实，《中国药典》只收载紫苏籽，但白苏子常在市场上流通。紫苏籽含迷迭香酸，该酸具有抗炎、抗氧化和免疫抑制等多种活性，2015年版《中国药典》便以它作为紫苏籽的含量测定成分。

应用HPLC测定白苏子、单紫苏籽和双紫苏籽生品及其炮制品中迷迭香酸的含量，为白苏子、单紫苏籽和双紫苏籽生品及其炮制品的质量控制和炮制理论提供依据。

苏子经炒制后香气更浓。双紫苏籽迷迭香酸含量最高，为单紫苏籽的1.54倍和白苏子的2.71倍。若与迷迭香酸为指标，双紫苏籽的质量最好。

白苏子经炒制后迷迭香酸含量升高，单紫苏籽和双紫苏籽则相应降低；白苏子、单紫苏籽和双紫苏籽经蜜制、制霜后迷迭香酸含量均下降，蜜制下降的幅度更大。炒制、蜜制和制霜均需加热处理，迷迭香酸对热不稳定，遇热易分解。这说明苏子的炮制与迷迭香酸无关。

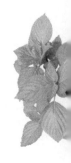

（三）紫苏属植物叶片挥发油的研究

1. 试验材料

使用水蒸馏法测定属于紫苏属植物5个变种的有代表性的8份紫苏试材叶片挥发油的含量，比较不同变种间挥发油含量的差异。紫苏试材的编号、种子编号、名称代号及种子来源见表5-1。按照裴鉴和李锡文主要的分类观点，1号试材为野生紫苏变种（var. *acuta*），2、3号试材植为耳齿紫苏变种（var. *auriculato-dentata*），4号试材为白苏变种（var. *frutescens*），5号试材为回回苏变种（var. *crispa*），6～8号试材为紫苏变种（var. *arguta*）。为了消除不同的环境条件对紫苏叶片挥发油含量大小的影响，各个小区的浇水、施肥、松土和除

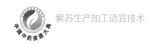
草等栽培措施相同。

表5-1　紫苏种子名称及来源

试材编号	种子编号	名称代号	种子来源（县/市）	试材编号	种子编号	名称代号	种子来源（县/市）
1	1	cqga	重庆广安市	5	14	nnhh	广西南宁市
2	9	lcgmh	云南耿马县	6	19	gxnn	广西南宁市
3	6	yngn	云南广南县	7	24	gxls1	广西灵山县
4	11	wl4	陕西志丹县	8	18	pycz	河北安国市

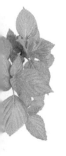

2. 试验方法

紫苏叶片挥发油含量的测定参考郭凤根等的方法进行，在紫苏花芽分化及开花期初期分别采集8份紫苏试材的叶片各500g，用粉碎机粉碎，装入容量5000ml蒸馏烧瓶中，用水蒸气蒸馏法提取芳香油。用微量注射器测定芳香油体积（精确到0.1ml），用比重法算出芳香油的重量，然后求得芳香油的百分含量。每份试材均重复3次，取平均值进行比较。

3. 紫苏属植物叶片挥发油的含油率

紫苏属植物5个变种8份试材叶片挥发油的含油率测定结果见表5-2。

表5-2　紫苏属植物不同变种叶片挥发油含油率及最小显著差数法多重比较结果

编号	名称	类型	挥发油含量（%）			均值	差异显著性	
			重复 I	重复 II	重复 III		5%	10%
1	cqga	野苏	0.065	0.071	0.059	0.065 ± 0.006	d	D
2	lcgmh	耳齿紫苏	0.078	0.074	0.069	0.074 ± 0.005	d	D
3	yngn	耳齿紫苏	0.089	0.079	0.086	0.085 ± 0.005	d	D
4	wl4	白苏	0.081	0.083	0.094	0.086 ± 0.007	d	D
5	nnhh	回回苏	0.108	0.134	0.120	0.121 ± 0.013	c	C
6	gxnn	紫苏	0.114	0.143	0.095	0.116 ± 0.027	c	C
7	gxls1	紫苏	0.217	0.223	0.195	0.212 ± 0.015	a	A
8	pycz	紫苏	0.157	0.164	0.185	0.169 ± 0.146	b	B

注：小写字母不同表示差异达显著水平，$P<0.05$；大写字母不同表示差异达极显著水平，$P<0.01$。

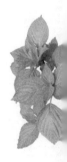

　　1号、4号、5号试材分别为野苏、白苏和回回苏变种，它们叶片挥发油的含油率分别为0.065%，0.086%和0.121%。2、3号试材为耳齿紫苏变种，它们的叶片挥发油的含油率介于0.074%～0.085%之间；6～8号试材为紫苏变种，其叶片挥发油的含油率介于0.116%～0.212%之间。8份紫苏试材，叶片挥发油的含油率最高者（7号试材）为0.212%，而最低者（1号试材）仅为0.065%。

　　多重比较结果显示（表5-2）：野生紫苏变种（1号试材），耳齿紫苏变种

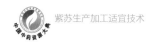
（2、3号试材）和白苏变种（4号试材）这3个变种之间叶片挥发油含油率无显著性差异，但它们分别与其余的4份试材（5号回回苏变种，6～8号紫苏变种）间的叶片挥发油的含油率存在显著性差异；回回苏变种（5号试材）与紫苏变种下的6号试材之间叶片挥发油含油率也无显著性差异，但它们分别与其余的4份试材（1～4号，7～8号试材）间的叶片挥发油的含油率存在显著性差异；紫苏变种下不同种源的3份试材之间叶片挥发油含油率存在显著性差异；紫苏变种下的7号试材与其余的7份试材间叶片挥发油的含油率存在显著性差异，紫苏变种下的8号试材与其余的7份紫苏试材间叶片挥发油的含油率同样也存在显著性差异。综上所述，紫苏不同试材间叶片挥发油的含油率存在较大的差异，紫苏属植物5个变种之间（如紫苏变种与其余变种之间）叶片挥发油的含油率之间存在显著差异的现象，紫苏同一变种下不同种源试材间（如6～8号试材）叶片挥发油的含油率之间也存在显著差异的现象。分析这8份试材间叶片挥发油含油率的极显著性差异，也可得到与上述分析结果相类似的结论。开发利用紫苏叶片挥发油，应充分考虑叶片挥发油的含油率，只有含油率比较高的试材，才具有开发利用的价值。

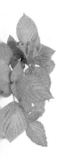

单因素方差分析结果见表5-3。可看出，$F > F_{0.01} > F_{0.05}$，不同试材间变异显著大于不同试材内变异，表明紫苏属植物5个变种8份试材间叶片挥发油的含油率存在极显著性差异。

表5-3　紫苏属植物不同变种叶片挥发油含油率方差分析表

变异来源	自由度	平方和	均方	F	显著F值
不同试材间	7	0.055	0.008	43.537**	$F_{0.05}$（7，16）=2.66
不同试材内（误差）	16	0.003	0.000		$F_{0.01}$（7，16）=4.03
总数	23	0.058			

据《中国经济植物志》等资料记载：紫苏茎叶含芳香油0.1%～0.2%。油的比重（21℃）为0.9229。郭凤根等应用水蒸气蒸馏法对从云南不同地区收集到的分别属于紫苏变种和回回苏变种的20份试材的芳香油积累动态进行了研究，结果表明：不同发育时期芳香油含量不同，以花芽分化及开花期含量最高，试材间芳香油含量差异极大，最高者可达0.3087%，最低者仅为0.0431%。韦保耀等同样采用水蒸气蒸馏法研究了从中国和日本各地收集的33份紫苏试材芳香油的含量，实验结果表明，在紫苏芳香油积累的高峰期，紫苏试材芳香油的差异性大，其芳香油的含量在0.02%～0.2%之间。郭凤根和韦保耀等所测得的紫苏叶片芳香油的含量与《中国经济植物志》所报道的0.1%～0.2%的标准有一定的差异。在本实验中所测得的紫苏属植物5个变种8份试材叶片芳香油的含量与郭凤根和韦保耀等所测得的结果相接近。

不同试材间芳香油含量差异较大的原因是多方面的，不同变种间固有的遗

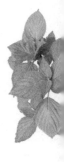

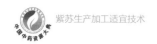

传差异和不同的环境条件都可能影响紫苏叶片挥发油的含油率。本实验中8份试材的栽培环境条件相同，它们之间叶片挥发油含油率的差异，仅由不同变种之间或者是同一变种下不同种源间的遗传差异所引起。

（四）紫苏属植物种子中含油率的研究

1. 试验材料

采用化学提取的方法，对属于紫苏属植物5个变种的10份紫苏种子试材的含油率进行研究，比较不同变种间或者同一变种下不同种源紫苏种子含油率的差异。用于测定紫苏属植物5个变种的10份紫苏种子试材的含油率的编号、种子编号、名称代号及种子来源见表5-4。

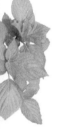

表5-4　紫苏种子名称及来源

试材编号	种子编号	名称代号	种子来源（县/市）	试材编号	种子编号	名称代号	种子来源（县/市）
1	1	cqga	重庆广安	6	15	gxwz	广西梧州
2	10	ynxcd	云南西畴	7	16	bycz	河北安国
3	26	lcgmb	云南耿马	8	18	pycz	河北安国
4	7	yngnb	云南广南	9	21	anguo	河北安国
5	13	yousu	河北安国	10	20	gzzy	贵州遵义

2. 试验方法

每份紫苏试材分别随机称取8g种子置于培养皿中，于105℃烘箱中烘至恒重，用粉碎机粉碎后装瓶备用。将洗净的索氏抽提器小烧瓶编号，置105℃烘箱中2小时，取出后置干燥器内冷却至室温，用分析天秤称重并记录成m_2，随机称取待测样品2g左右（记录成m_1）装入滤纸筒内并将滤纸筒放入提取管内，以无水乙醚为溶剂，用索氏抽提法分别对样品进行抽提（水浴温度40～45℃，每小时回馏4～5次），每个样品抽提10小时，每份种子试材3次重复。抽提完毕取下小烧瓶，在通风橱内将残留乙醚全部挥发，置于105℃烘箱中烘至恒重并记成m_3。按下述公式计算出各种紫苏种子的含油量：

$$含油率（\%）=（m_3-m_2）/m_1×100$$

3. 紫苏属植物种子含油率

紫苏属植物5个变种10份试材种子含油率测定结果见表5-5。

由表5-5可见，1号、5号、6号试材分别为野苏、白苏和回回苏变种，它们种子的含油率分别为39.84%，33.58%和39.84%。2～4号试材为耳齿紫苏变种，它们的种子的含油率介于38.66%～40.48%之间；7～10号试材为紫苏变种，其种子的含油率介于33.49%～42.58%之间。10份紫苏试材，种子含油率最高者（7号试材）为42.58%，而最低者（8号试材）仅为33.49%。

应用SPSS 11.0软件对表5-5的测定结果作单因素方差分析，分析结果见表5-6。

从表5-6中看出，$F>F_{0.01}>F_{0.05}$，不同试材间变异极显著大于不同试材内变异，表明紫苏属植物5个变种10份试材间种子的含油率存在极显著性差异。

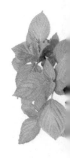

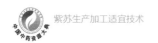

表5-5 紫苏种子含油率及最小显著差数法多重比较结果

编号	类群	千粒重（克）	种子颜色	重复Ⅰ	重复Ⅱ	重复Ⅲ	均值	差异显著性 5%	差异显著性 10%
1	野苏	0.71	黄褐	40.13	39.63	39.75	39.84 ± 0.26	bc	BC
2	耳齿紫苏	2.27	黄褐	39.92	40.26	40.16	40.11 ± 0.17	bc	B
3	耳齿紫苏	2.12	灰白	40.63	40.48	40.32	40.48 ± 0.16	b	B
4	耳齿紫苏	1.69	白色	39.44	37.83	38.72	38.66 ± 0.81	c	C
5	白苏	4.71	褐色	33.73	33.76	33.25	33.58 ± 0.29	d	D
6	回回苏	0.63	黄褐	39.88	39.86	39.77	39.84 ± 0.06	bc	B
7	紫苏	4.59	黄褐	44.30	41.12	42.32	42.58 ± 1.61	a	A
8	紫苏	0.89	黄褐	33.57	33.61	33.29	33.49 ± 0.17	d	D
9	紫苏	0.95	黄褐	38.73	39.73	39.74	39.40 ± 0.58	c	BC
10	紫苏	1.15	黄褐	40.32	40.19	40.15	40.22 ± 0.09	bc	B

注：小写字母不同表示差异达显著水平，$P<0.05$；大写字母不同表示差异达极显著水平，$P<0.01$。

表5-6 紫苏种子含油率方差分析表

变异来源	自由度	平方和	均方	F	显著F值
不同试材间	9	236.429	26.270	69.909**	$F_{0.05}(9, 20) = 2.39$
不同试材内（误差）	20	7.625	0.381		$F_{0.01}(9, 20) = 3.46$
总数	29	244.053			

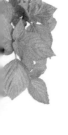

为了明确哪几个平均数之间差异显著或不显著，用SPSS 11.0软件对测定结果又进一步作了最小显著差数法（LSD法）多重比较（表5-5）。多重比较结果显示：野生紫苏变种（1号试材）的含油率与耳齿紫苏变种（2～4号试材）的

含油率相比，无显著性差异；与白苏变种（5号试材）的含油率相比有极显著性差异；与回回苏变种（6号试材）的含油率相比无显著性差异；与紫苏变种中的7、8号试材的含油率相比有显著性差异，与9、10号试材的含油率相比无显著性差异。2~4号试材为耳齿紫苏变种下不同的种源，4号试材与3号试材之间种子的含油率存在极显著差异，2、3号试材之间无显著性差异。分析紫苏变种7~10号试材间种子含油率之间的差异，7号试材与8、9、10号试材之间有显著性差异，9号试材与10号试材间无显著性差异。以上事例分析表明，紫苏属植物不同变种试材之间以及同一变种下不同种源间种子的含油率差异较大。

关于紫苏种子的含油率，郭凤根等研究了云南境内紫苏属植物白苏、紫苏、回回苏变种种子的含油率。20份试材种子的含油率范围为20.453%~48.450%，不同变种间种子含油率有显著或极显著差异。崔凯等对紫苏属植物3个变种（紫苏、白苏、野苏）种子的含油量进行了测定，18份试材种子的含油率介于24.75%~39.52%。Siriamornpun等对泰国境内3个不同地理来源紫苏种子的含油率进行了研究，发现不同地点紫苏种子的含油率存在显著差异。本研究中，紫苏属植物不同变种试材间种子的含油率以及同一变种下不同种源间种子的含油率都也存在有显著性差异的结论，与郭凤根、崔凯、Siriamornpun等的研究结果相一致。

我国南方种植耳齿紫苏较为广泛，而北方种植白苏较多，紫苏的这2个

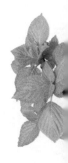

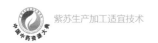

变种因其种子较大、千粒质量数值大（表5-5）、单位面积产量高而通常作为油用紫苏来栽培。研究表明，耳齿紫苏变种（2~4号试材）种子的含油率（38.66%~40.11%），α-亚麻酸的含量（76.88%~79.98%）与白苏变种（5号试材）的含油率（33.58%）及α-亚麻酸的含量（77.58%）相比较，耳齿紫苏变种的含油率比白苏的高，α-亚麻酸的含量与白苏的含量相近。这说明耳齿紫苏与白苏同样具有较高的营养价值。紫苏变种与回回苏变种常作为药用紫苏来栽培，这2个紫苏变种的含油率及α-亚麻酸的含量也较高（表5-5、表5-6），它们是否可以选择作为油用紫苏来栽培，主要由它们的单位面积种子的产量来决定。野生紫苏的含油率（39.84%）及α-亚麻酸的含量（73.68%）也较高，但因其种子小、单位面积产量低，一般不作为油用紫苏来栽培。

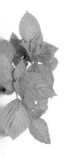

第6章

紫苏现代研究与应用

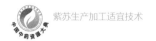
一、化学成分

1. 营养成分

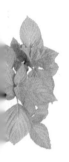

紫苏全株均有很高的营养价值，它具有低糖、高纤维、高胡萝卜素、高矿质元素等。紫苏叶片营养丰富，富含氨基酸，粗蛋白质等成分，是日本、韩国等国家深受欢迎的保健蔬菜。紫苏茎叶具有特异芳香，并含有丰富的营养物质成分。每100g紫苏嫩叶中含还原糖0.68～1.26g、蛋白质3.84g、纤维素3.49～6.96g、脂肪1.3g、胡萝卜素7.94～9.09mg、维生素B_1 0.02mg、维生素B_2 0.35mg、烟酸1.3mg、维生素C 55～68mg、钾522mg、钠4.24mg、钙217mg、镁70.4mg、磷65.6mg、铜0.34mg、铁20.7mg、锌1.21mg、锰1.25mg、锶1.5mg、硒3.24～4.23μg；抗衰老素SOD在每毫克紫苏叶中含量高达106.2μg；挥发油中含紫苏醛、紫苏醇、薄荷酮、薄荷醇、丁香油酚、白苏烯酮等。

近年来，国内外学者对紫苏叶片挥发油的组分、生物活性和药理作用等进行了广泛的研究，发现紫苏叶片挥发油成分复杂，具有防腐及抑菌等多种功效。紫苏挥发油成分中的紫苏醛，既可作为酱油的防腐剂，也可以将其制成甜味剂，其甜度是蔗糖的2000倍，用于烟草行业和食品加工业。另外，紫苏叶所含精油与糖或盐有协同抑菌作用。把其所含精油应用到紫苏系列食品中可降低化学防腐剂——苯甲酸、苯甲酸钠的使用量，对人体健康是非常有益的。由此可见，紫苏叶挥发油可作为医药原料和食品工业用品，具有较高的经济价值。

根据西北农林科技大学测试中心测定的数据，紫苏种子的成分及含量分别为：脂肪45.03%、蛋白质21.05%、粗纤维19.74%、非氮物质9.65%、灰分4.53%。以脂肪含量最高。紫苏籽油的脂肪酸中，α-亚麻酸含量达61.2%，亚油酸9.4%，油酸21%，不饱和脂肪酸含量为91.6%。可见，α-亚麻酸含量最高，在含有α-亚麻酸（≥30%）的55种植物中，其紫苏含量名列前茅。

通过对α-亚麻酸的医疗保健功能的深入研究，人们发现紫苏油中所富含的α-亚麻酸是ω-3长链多不饱和脂肪酸的前体物质，在人体内可以转化生成对人体有重要生理作用的物质——二十碳五烯酸（EPA）和二十二碳六烯酸（DHA）。这两种被称为脑黄金的生命活性因子是构成大脑细胞和人体神经细胞的主要成分，也正是目前国际上风行的保健食品深海鱼油的主要功能成分，具有降低胆固醇、降血压、提高记忆力、保护视力、增强免疫力、延缓机体衰老，预防阿尔茨海默症等功效，在治疗癌症、气喘病、过敏性疾病、心脑血管疾病等方面均有显著功效，在营养学界有"植物脑黄金"的美誉。紫苏种子油被认为是一种优良的保健食用油，因而它具有较高的经济价值。紫苏籽油不仅不饱和脂肪酸含量高（尤其是α-亚麻酸含量高），而且色、香、味俱佳，堪称一种高级营养食用油。

紫苏多倍体品系与二倍体亲本植株营养成分比较：

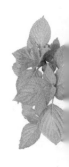

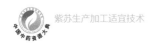

在紫苏开花前，采集紫苏多倍体与亲本植株的成熟叶片进行检测，粗蛋白采用凯氏定氮法；粗脂肪采用索氏抽提法；粗纤维采用酸素法；灰分采用600℃灼烧法；类胡萝卜素采用分光光度法；无氮浸出物采用计算法。

紫苏多倍体品系与二倍体亲本叶中维生素C、叶绿素、类胡萝卜素、花青苷含量比较：多紫1号品系叶片维生素C含量比亲本增加9.02%，叶绿素含量增加52.74%，类胡萝卜素含量增加24.93%；多紫2号为深紫色品系，叶中叶绿素含量、类胡萝卜素含量、花青苷含量都比亲本材料高，分别比二倍体亲本高63.18%、35.90%、32.11%；多紫3号为中间色品系。因此多紫1号营养物质比亲本明显提高；多紫2号类胡萝卜素和花青苷含量显著比亲本高，其中类胡萝卜素比亲本提高了35.9%；5个多倍体品系类胡萝卜素平均含量（426.76%）比亲本提高18.87%。类胡萝卜素是紫苏叶用主要活性成分，具有重要的生理和药理功能，能激活免疫功能，提高机体的免疫力，抑制癌症等功效。

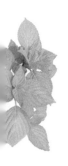

紫苏多倍体品系与二倍体亲本叶中蛋白、糖、水分、粗脂肪、粗纤维含量比较：3个多倍体品系的粗脂肪量普遍高于二倍体亲本紫苏；其中多紫4号蛋白含量比二倍体亲本提高了30.11%，可溶性糖含量比亲本高10.87%；多紫3号，多紫2号蛋白含量比二倍体亲本分别提高了34.%和30.1%。多倍体紫苏蛋白、糖、粗脂肪、粗纤维含量整体优于二倍体亲本。

经检测多倍体紫苏矿质养分可知：除钙元素外，紫苏多倍体品系矿质养分磷、钾、镁、铁、锌含量都显著高于二倍体亲本。平均含量磷提高16.02%，钾提高12.15%，镁提高9.04%，铁提高15.44%，锌提高6.46%。表明多倍体紫苏矿质元素营养整体优于亲本紫苏。其中多紫3号铁、锌元素含量较高，分别比亲本提高了26%和14.7%。

2. 化学成分

（1）挥发油类　日本学者根据紫苏挥发油的化学成分将紫苏分成6个化学型：主含紫苏酮的PK型，主含紫苏烯的PL型，主含紫苏醛的PA型，主含类苯丙醇的PP型，主含香薷酮的EK型和主含反枸橼醛的C型。解剖学研究表明，紫苏产生挥发油的分泌结构主要是存在于茎叶表面的两类腺毛，其中头状腺毛位于叶腺下表皮，数目较少，盾状腺毛遍布于脉间区，是挥发油的主要产生场所。目前对紫苏茎叶中挥发油的成分提取大多采用水蒸气蒸馏法，由GC或GC-MS鉴定其化学组成。邹耀洪采用了同时蒸馏萃取法提取紫苏挥发性化学成分，发现了12种尚未见报道的紫苏成分。曾虹燕探讨了超临界CO_2萃取的压力、温度、流量、时间等条件对萃取紫苏叶挥发油的影响，确定其最佳萃取条件。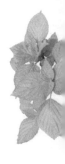

紫苏茎叶中黄酮类和多酚类化合物如花青素、迷迭香酸等可采用热水提取法、碱性水溶液法、乙醇浸提法、丙酮提取法和甲醇提取法等多种方法进行提取。紫苏籽油脂中主要成分为亚麻酸、亚油酸、油酸、棕榈酸、硬脂酸、花生

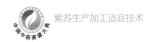

酸、花生烯酸等，提取方法主要有索氏萃取法、超临界CO_2萃取法等，其组分分析主要采用GC–MS法。

①紫苏属植物叶片挥发油含量的测定：参考郭凤根等的方法进行，在紫苏花芽分化及开花期初期分别采集8份紫苏试材的叶片各500g，用粉碎机粉碎，装入容量5000ml蒸馏烧瓶中，用水蒸气蒸馏法提取芳香油的方法对8份紫苏样品中叶片挥发油的含量进行测定。用微量注射器测定芳香油体积（精确到0.1ml），用比重法算出芳香油的重量，然后求得芳香油的百分含量。紫苏属植物5个变种8份试材叶片挥发油的含油率测定结果可知：野苏、白苏和回回苏变种，它们叶片挥发油的含油率分别为0.065%，0.086%和0.121%。2～3号试材为耳齿紫苏变种，它们的叶片挥发油的含油率介于0.074%～0.085%；6～8号试材为紫苏变种，其叶片挥发油的含油率介于0.116%～0.212%。8份紫苏试材，叶片挥发油的含油率最高者（7号试材）为0.212%，而最低者（1号试材）仅为0.065%。为了搞清楚上述差异是因为8份试材间的遗传差异所引起，还是由于提取叶片挥发油时的误差所导致，应用SPSS 11.0 软件对测定结果作了单因素方差分析，分析结果。不同试材间变异显著大于不同试材内变异，表明紫苏属植物5个变种8份试材间叶片挥发油的含油率存在极显著性差异。开发利用紫苏叶片挥发油，应充分考虑叶片挥发油的含油率，只有含油率比较高的试材，才具有开发利用的价值。不同试材间芳香油含量差异较大的原因是多方面的，不

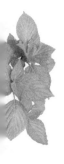

同变种间固有的遗传差异和不同的环境条件都可能影响紫苏叶片挥发油的含油率。本实验中8份试材的栽培环境条件相同，它们之间叶片挥发油含油率的差异，仅由不同变种之间或者是同一变种下不同种源间的遗传差异所引起。

据《中国经济植物志》等资料记载：紫苏茎叶含芳香油0.1%～0.2%，油的比重（21℃）为0.9229，可作香精调合用；芳香油的主要成分（50%左右）为紫苏醛，既可作酱油等的防腐剂，也可作甜味剂而应用于卷烟、食品等工业，还是制取天然甜味剂紫苏甜素的原料，因而经济价值较高。

秦晓霜等试验采用水蒸气蒸馏法提取紫苏挥发油，用GC-MS联用仪分析挥发油成分，鉴定出紫苏挥发油的主要化学成分如下：枸橼烯、紫苏醛、1，6，10-十二碳三烯，7，11-二甲基-3-亚甲基、2，6-壬二烯醛、1，3，7-辛二烯，3，7-二甲基、β-月桂酸、1，6，10-十二碳三烯和环氧长叶松烯等10种化合物，其中含量最大的是紫苏醛（92.13%），其次为枸橼烯（2.86%）和1，6，10-十二碳三烯，7，11-二甲基-3-亚甲基（2.24%）。孟青等用水蒸气蒸馏法提取紫苏挥发油，应用气相色谱-质谱联用技术对紫苏挥发油成分进行分析。在紫苏挥发油中分离出34个色谱峰，鉴定出29种化合物，占挥发油总量的84.16%。由结果可知，挥发油的主要成分是：枸橼烯（相对含量14.17%，下同）、紫苏醛（19.83%）、β-檀香烯（7.50%）、α-法呢烯（5.36%）、反式-石竹烯（8.20%）、β-芹子烯（4.53%）等。分析秦晓霜等和孟青等对紫苏挥发油成分的研究结果，

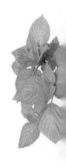

发现挥发油成分的种类和同一成分的含量上有很大的差异。这可能与实验的材料不同（不同的变种或者是不同的栽培品种），以及不同的实验仪器及实验条件有关。

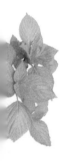

郭凤根等应用水蒸气蒸馏法对收集到的20份云南紫苏试材的芳香油积累动态进行了研究，结果表明：①紫苏不同发育时期芳香油含量不同，以花芽分化及开花期含量最高，各试材趋势一致，故在此时取材蒸馏芳香油效益较好。②不同紫苏试材间芳香油含量差异悬殊，最高者可达0.3087%，最低者仅为0.0431%。芳香油含量的差异可作为栽培和选育富油品种的依据。③紫苏的芳香油主要存在于叶中，茎中含量较低，只占叶含量的5%～12.77%。叶是蒸馏芳香油的最适部位。

多倍体紫苏与二倍体亲本挥发油含量比较结果表明：多倍体紫苏挥发油含量明显高于二倍体亲本，都符合《中国药典》规定含量0.4%标准。9月15日的紫苏叶样品中，多紫1号、多紫2号、多紫3号挥发油含量比二倍体亲本分别提高了115.79%、38.59%、10.53%、52.63%、45.61%；特别是多紫1号挥发油含量是二倍体亲本的2.16倍。挥发油是紫苏主要药用成分，主要功效为抑菌、消炎、抗癌、抗突变等作用，多倍体紫苏药用价值高于二倍体亲本。

②超临界萃取叶片挥发油成分的研究：有学者采用超临界CO_2萃取方法对紫苏属5个变种8份试材叶片挥发油的含量进行测定。从1号试材（野生紫苏，

cqga）中共鉴定出15种成分，从2号试材（耳齿紫苏变种1，yngn）中共鉴定出

11种成分，从3号试材（耳齿紫苏变种2，lcgmh）中共鉴定出14种成分，从4号

试材（白苏变种，wl4）共鉴定出17种成分，从5号试材（回回苏，nnhh）中共

鉴定出14种成分，从6号试材（紫苏变种1，gxnn）共鉴定出24种成分，从7号

试材（紫苏变种2，gxls1）共鉴定出18种成分，从8号试材（紫苏变种3，pycz）

共鉴定出22种成分。从以上数据可以看出，紫苏属植物5个变种之间，从叶片

挥发油中鉴定出的挥发油组分数目存在较大的差异，其挥发油组分的数目表现

出如下的变化趋势：紫苏变种＞白苏变种＞野生紫苏变种＞回回苏变种≥耳齿

紫苏变种。同一变种下不同种源（耳齿紫苏变种1，2；紫苏变种1，2和3）叶

片挥发油中鉴定出的组分数目也存在较大的差异。

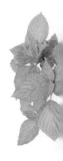

　　8份紫苏属植物试材中共检测出45种组分，但共有的成分仅有5种，即：紫

苏醛（Perilla aldehyde），氧化丁香烯（Caryophyllene oxide），大根香叶烯D

（Germacrene D），石竹烯（Caryophyllene），法呢烯（Farnesene）。这说明紫苏

属植物叶片挥发油组分在不同试材之间存在较大的差异，具有较低的相似性。

　　研究8份紫苏属植物试材叶片中相对含量＞0.5%的主要化学成分，结果如

下：野生紫苏（1号试材，cqga）中相对含量＞0.5%的主要化学成分有9种，其

相对含量从高到低排列的顺序为：枸橼烯（27.35%）、石竹烯（20.70%）、3-甲

基-6-（1-甲基乙基）-2-环己烯-1-酮（胡椒酮，20.30%）、紫苏烯（18.53%）、

法呢烯（6.02%）、2，6，10，14，18-五甲基-2，6，10，14，18-二十碳五烯（3.48%）、

紫苏醛（1.04%）、4，6，6-三甲基二环［3.1.1］庚-3-烯-2-酮（0.71%）、2，6-

二甲基-6-（4-甲基-3-戊烯基）-双环［3.1.1］-七碳-2-烯（0.54%）和氧化

丁香烯（0.54%）。

耳齿紫苏变种1（2号试材，yngn）中相对含量＞0.5%的主要化学成分有

7种，其相对含量从高到低排列的顺序为：2-己酰基呋喃（39.11%）、石竹烯

（24.90%）、紫苏醛（23.60%）、法呢烯（4.66%）、2，6，10，14，18-五甲基-2，

6，10，14，18-二十碳五烯（4.03%）、氧化丁香烯（1.15%）、大根香叶烯D

（0.87%）。

耳齿紫苏变种2（3号试材，lcgmh）中相对含量＞0.5%的主要化学成

分有5种，其相对含量从高到低排列的顺序为：紫苏烯（66.93%）、石竹烯

（18.80%）、法呢烯（6.17%）、2，6，10，14，18-五甲基-2，6，10，14，18-

二十碳五烯（5.90%）、氧化丁香烯（1.22%）。

白苏变种中（4号试材，wl4）相对含量＞0.5%的主要化学成分有8种，其

相对含量从高到低排列的顺序为：5，5-二甲基-3-（1-甲基乙基）-2-环己烯-1-

酮（45.62%）、石竹烯（18.34）%、2-甲基-5-（1-甲基乙基）-2，5-环己二烯-1，

4-二酮（9.07%）、（全反式）-2，6，10，15，19，23-六甲基-2，6，10，14，

18，22-二十四碳己烯（8.97%）、紫苏醛（8.81%）、紫苏烯（0.66%）、法呢烯

（5.94%）、氧化丁香烯（0.89%）。

回回苏变种中（5号试材，nnhh）相对含量＞0.5%的主要化学成分有6种，其相对含量从高到低排列的顺序为：紫苏醛（62.02%）、石竹烯（28.04%）、法呢烯（4.44%）、2，6，10，14，18-五甲基-2，6，10，14，18-二十碳五烯（1.81%）、氧化丁香烯（0.99%）、枸橼烯（0.73%）。

紫苏变种1中（6号试材，gxnn）相对含量＞0.5%的主要化学成分有9种，其相对含量从高到低排列的顺序为：紫苏醛（50.77%）、石竹烯（18.20%）、2-己酰基呋喃（7.74%）、2，6-二甲基-6-（4-甲基-3-戊烯基）-双环［3.1.1］-七碳-2-烯（7.22%）、异枸橼烯（6.24%）、2，6，10，14，18-五甲基-2，6，10，14，18-二十碳五烯（2.92%）、紫苏烯（2.61%）、大根香叶烯D（2.41%）、氧化丁香烯（0.70%）。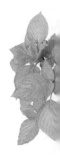

紫苏变种2中（7号试材，gxls1）相对含量＞0.5%的主要化学成分有7种，其相对含量从高到低排列的顺序为：紫苏醛（66.64%）、石竹烯（20.96%）、2，6-二甲基-6-（4-甲基-3-戊烯基）-双环［3.1.1］-七碳-2-烯（4.82%）、2，6，10，14，18-五甲基-2，6，10，14，18-二十碳五烯（3.43%）、2-己酰基呋喃（0.99%）、大根香叶烯D（0.65%）、氧化丁香烯（0.61%）。

紫苏变种3（8号试材，pycz）相对含量＞0.5%的主要化学成分有9种，其相对含量从高到低排列的顺序为：紫苏醛（50.86%）、石竹烯（28.21%）、法

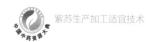

呢烯（9.83%）、枸橼烯（2.30%）、2，6，10，14，18-五甲基-2，6，10，14，18-二十碳五烯（1.96%）、氧化丁香烯（1.71%）、3-甲基-6-（1-甲基乙基）-2-环己烯-1-酮（1.37%）、p-Menth-1（7）-en-9-ol（1.24%）、大根香叶烯D（0.92%）。

综上所述，紫苏植物5个变种之间叶片挥发油中相对含量＞0.5%的主要组分的种类差异较大，同一变种下不同种源（耳齿紫苏变种1，耳齿紫苏变种2；紫苏变种1，紫苏变种2和紫苏变种3）叶片挥发油中相对含量＞0.5%的主要组分也存在较大的差异。

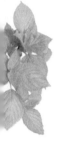

当我们进一步分析8份紫苏试材叶片中挥发油相对含量最高的组分时发现，野生紫苏（1号试材，cqga）中是枸橼烯（27.35%），耳齿紫苏变种1（2号试材，yngn）中是2-己酰基呋喃（39.11%），耳齿紫苏变种2（3号试材，lcgmh）中是紫苏烯（66.93%），白苏变种中（4号试材，wl4）是5，5-二甲基-3-［1-甲基乙基］-2-环己烯-1-酮（45.62%），回回苏变种中（5号试材，nnhh）是紫苏醛（62.02%），紫苏变种下3份试材挥发油相对含量最高的组分都是紫苏醛，紫苏变种1（6号试材，gxnn），紫苏变种2（7号试材，gxls1）和紫苏变种3（8号试材，pycz）中紫苏醛的相对含量分别为50.77%、66.64%和50.86%。以上数据说明，除了回回苏变种与紫苏变种之间叶片中挥发油相对含量最高的组分同为紫苏醛外，野生紫苏变种、耳齿紫苏变种、白苏变种之间以及它们与回回苏变种、与

紫苏变种之间挥发油相对含量最高的组分不相同。研究8份紫苏试材挥发油成分中的相对含量次之的组分试发现，所有试材的成分都是石竹烯，但在不同的试材中相对含量存在差异。说明石竹烯是紫苏属植物叶片挥发油中一种主要的成分。

③吹扫捕集GC/MS法测定紫苏不同变种鲜叶片中的挥发性成分：采用吹扫捕集GC/MS法测定了紫苏 [野生紫苏变种（var. *acuta*），回回苏变种（var. *crispa*）和2份紫苏变种（var. *arguta*）] 鲜叶片中的挥发性成分。野生紫苏中检测出12种组分，回回苏中检测出10种组分，紫苏变种1中检测出16种组分，紫苏变种2中检测出10种组分。当比较4份紫苏试材中挥发油的相对含量大于0.5%的组分时发现：野生紫苏的主要成分是枸橼烯（相对含量77.90%，下同）、石竹烯（14.33%）、顺-3-己烯醛（4.9%）、胡椒酮（1.71%）；回回苏的主要成分是石竹烯（30.65%）、枸橼烯（24.60%）、顺-3-己烯醛（21.82%）、紫苏醛（17.70%）、圣亚麻三烯（1.57%）、反-1-丙氧基-2-丁烯（0.56%）；紫苏变种1的主要成分是5-乙叉-1-甲基-环庚烯（52.79%）、顺-3-己烯醛（19.98%）、石竹烯（13.60%）、紫苏醛（9.46%）、4-亚甲基-1-（1-甲基乙基）-环己烯（0.88%）、3-亚甲基-1，6-庚二烯（0.86%）、圣亚麻三烯（0.68%）；紫苏变种2的主要成分是紫苏醛（31.86%）、5-乙叉-1-甲基-环庚烯（31.68%）、顺-3-己烯醛（21.50%）、石竹烯（10.47%）、4，4，8-三甲基-5-壬烯醛（2.13%）、

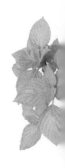

圣亚麻三烯（0.61%）。进一步比较4份试材间挥发油中的主要成分时发现，4份试材之间主要成分的组分不相同，并且相对含量最高的组分不相同，即野生紫苏、回回苏、紫苏变种1、紫苏变种2挥发油成分中相对含量最高的组分分别是枸橼烯（77.90%）、石竹烯（30.65%）、5-乙叉-1-甲基-环庚烯（52.79%）、紫苏醛（31.86%），即使是4份试材的共有主要成分（如顺-3-己烯醛、石竹烯），在不同的试材中相对含量也不相同。综上所述，紫苏3个变种叶片挥发油中的主要组分和相对含量差异较大，同一变种不同种源（紫苏变种1和紫苏变种2）叶片挥发油的主要组分与相对含量也存在较大差异。

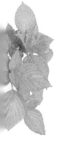

4份紫苏试材共检测出31种组分，但共有的组分仅有3种，即顺-3-己烯醛、石竹烯和圣亚麻三烯。对紫苏不同变种之间共有成分进行比较时发现：野生紫苏变种与回回苏变种的共有成分有4种（顺-3-己烯醛、石竹烯、圣亚麻三烯和枸橼烯）；与紫苏变种1的共有成分也有4种，前3种与上述的与回回苏的共有成分相同，另外1种组分是3-亚甲基-1，6-庚二烯；与紫苏变种2的共有成分仅有上述的前3种（顺-3-己烯醛、石竹烯和圣亚麻三烯）。回回苏与紫苏变种1的共有成分有5种（顺-3-己烯醛、石竹烯、圣亚麻三烯、紫苏醛和反-2-十四烯-1-醇）；与紫苏变种2的共有成分也有5种，其中4种组分与前面提到的与紫苏变种1的前4种共有组分相同，另1种组分是反-1-丙氧基-2-丁烯。通过以上比较可以看出：紫苏不同变种之间挥发油的共有组分为4～5种，共有组分不到或者仅占鉴定出的组分的50%，不同变种之间的共有组分少，这进一步说明它们之间挥发油的组分存在较大的差异。值得一提的是，回回苏变种既与野生紫苏变种有共有成分：枸橼烯，又与紫苏变种1、2有共有成分：紫苏醛，这表明回回苏变种挥发油的主要成分是野生紫苏变种与紫苏变种之间的过渡类型。

比较同一变种不同种源之间的挥发油组分时发现：从紫苏变种1中检测出的组分（16种）比从紫苏变种2中检测出的组分（10种）要多。两份试材之间挥发油组分数目的不同说明不同种源之间挥发油组分存在较大的差异。紫苏变种1相对含量最高的组分是5-乙叉-1-甲基-环庚烯（52.79%），紫苏变种2相对含量最高的组分是紫苏醛（31.86%），而紫苏醛在紫苏变种1中相对含量是9.46%，这表明两份试材之间挥发油主要成分及相对含量不同。紫苏变种1与紫苏变种2的共有成分有6种，即顺-3-己烯醛、石竹烯、圣亚麻三烯、紫苏醛、4-亚甲基-1-（1-甲基乙基）-环己烯和5-乙叉-1-甲基-环庚烯。分析这6种共有成分分别在两份不同种源中的相对含量时发现，除4-亚甲基-1-（1-甲基乙基）-环己烯在这两份试材中的含量较低外（紫苏变种1含0.88%、变种2中含0.17%），其余5种共有组分都是这两份试材中叶片挥发油组分大于0.5%的主要成分，这表明同一变种下不同种源之间挥发油的主要成分具有很大的相似性。

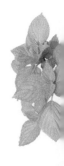

从以上比较中还可看出，紫苏不同变种之间叶片挥发油的共有成分有3~5种，而紫苏变种1与紫苏变种2叶片挥发油的共有成分有6种，表明紫苏属植物

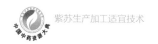

变种之间叶片挥发油组分的差异比同一变种不同种源之间的差异要大。

④紫苏种子中脂肪酸组分研究：紫苏种子油脂肪酸成分中因α-亚麻酸含量高，使得紫苏种子油具有较高的营养保健功能和较高的经济价值。为了充分开发利用紫苏油这一引起国内、外营养学者关注的食用油源，在广泛收集紫苏试材的基础上，对属于紫苏属植物5个变种的10份紫苏种子试材的含油率及其脂肪酸成分进行分析。

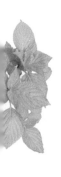

脂肪酸是油脂中的重要组成成分，GC/MS分析结果表明，紫苏属植物5个变种10份试材种子油中共检测出6种脂肪酸组分，即棕榈酸、亚油酸、α-亚麻酸、10-十八碳烯酸、油酸、硬脂酸。每一种试材均只含有5种脂肪酸成分，其中棕榈酸、亚油酸、α-亚麻酸、硬脂酸为10份试材的共有成分；1、2、3、5号试材含油酸，但不含10-十八碳烯酸，4、6～10号试材含有10-十八碳烯酸，但不含油酸。

紫苏属植物10份试材种子油中脂肪酸各组分的相对含量有较大的差异：α-亚麻酸含量介于71.75%～80.06%之间，亚油酸含量介于10.12%～15.85%之间，油酸含量介于0.65%～2.77%之间，棕榈酸含量介于5.37%～7.82%之间，硬脂酸含量介于1.52%～3.99%之间，10-十八碳烯酸含量介于0.93%～1.78%之间。10份试材脂肪酸中各组分相对含量的大小基本表现出如下规律：α-亚麻酸>亚油酸>棕榈酸>硬脂酸>油酸和10-十八碳烯酸。10份试材种子油中不饱和脂肪酸含量范围为88.80%～92.82%，除10号试材不饱和脂肪酸含量为88.80%外，其余9种试材的不饱和脂肪酸的含量都超过90%，表明紫苏种子油中不饱和脂肪酸含量极高。

野生紫苏变种（1号试材）、白苏变种（5号试材）和回回苏变种（6号试材）脂肪酸中α-亚麻酸含量分别为73.68%、77.58%和75.81%；耳齿紫苏变种（2～4号试材），其脂肪酸中α-亚麻酸含量介于76.88%～79.98%之间；紫苏变种（7～10号试材）脂肪酸中α-亚麻酸含量介于71.75%～80.06%之间。

（2）花青素类　花青素又叫花色素、花青色素，是自然界一类广泛存在于植物中的水溶性天然色素，属类黄酮化合物。作为一种天然食用色素，安全、无毒、资源丰富，而且具有一定的营养和药理作用，在食品、化妆、医药等方面有着巨大的应用潜力。研究表明，花青素不但是一种很好的天然食用红色素，而且具有美容、养颜、降脂、减肥和抗衰老等重要的生理功能，特别在20世纪末，国际粮农组织和国际卫生组织联合禁止合成染料作为食用色素后，花青素的应用范围不断扩大，花青素成为国内外公认的替代人工合成食用色素的理想资源。

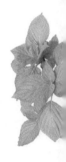

花青素的主要作用在于清除自由基，对花青素成分药理研究发现其有促进视红素再合成、改善循环、抗溃疡、抗炎症等多种药理活性，可以明显改善用眼疲劳。许多与老年有关的疾病，如心脏病、癌症、关节炎、皱纹、眼睛疾

病、帕金斯病和阿耳茨海默早老性痴呆症等，均与由自由基引起的氧化作用有关，它能够保护人体免受一种叫作自由基的有害物质的损伤。花青素还能够增强血管弹性，改善循环系统和增进皮肤的光滑度，抑制炎症和过敏，改善关节的柔韧性。

花青素是一种水溶性色素，可以随着细胞液的酸碱改变颜色，细胞液呈酸性则偏红，细胞液呈碱性则偏蓝。花青素是构成花瓣和果实颜色的主要色素之一。紫苏中含有大量的花青素，这类物质是紫苏色素的主要成分。国内有关报道表明，紫苏色素除了具有花青素类物质的共同特点水溶性好外，比一般的花青素稳定性好，对光、热都更稳定。

二、药理作用

1. 解热作用

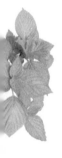

紫苏叶用95%乙醇浸泡、密封72小时后，加纯化水，配成38%的乙醇浸剂，对50例高热病人（体温39～41℃）物理降温，同时对照组50例给予38%的单纯的乙醇浸剂降温，二者比较，体温下降有极显著差异。其机制可能是紫苏醇浸液既可刺激汗腺分泌，扩张皮肤血管，又具挥发性，带走机体大量热量，从而发挥降温作用。给家兔耳缘静脉注射伤寒、副伤寒甲、乙三联菌苗0.5ml/kg后，立即灌胃给药。结果表明，12.5g/kg紫苏水提浸膏和3.65g/kg紫苏挥发油均有明显解热作用，而且解热效果略优于阿司匹林。在给药后1小时及2小时，给药组体温与生理盐水对照组比较有极显著差异。

2. 镇咳、化痰作用

紫苏中的石竹烯（β-丁香烯）对豚鼠离体气管有松弛作用，对丙烯醛或枸橼酸引起的咳嗽亦有明显的镇咳作用。对紫苏籽及其炮制品的梯度溶酶提取物进行了镇咳、祛痰、平喘的对比性研究，运用浓氨水喷雾法、毛细玻管法、喷雾致喘法，发现紫苏籽水提物、醇提物和醚提物均显示了不同程度的镇咳作用；紫苏籽和炒紫苏籽水提物的小剂量组均有良好的祛痰作用；对4%氯乙酰胆碱诱导的豚鼠哮喘未发现其有平喘作用，但对用2%氯乙酰胆碱和0.1%磷酸组胺的等量混合液诱喘的哮喘模型，炒紫苏籽水提物和醚提物的小剂量组都显示出显著的平喘效果。

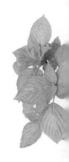

3. 对肝脏的保护作用

王雨等研究了紫苏籽对由CCl_4引起的化学性肝损伤的保护作用，实验以4.2g/kg、8.3g/kg、25.0g/kg剂量的紫苏籽灌胃给予小鼠30天，结果显示，紫苏籽各个剂量组均使组织形态学上的肝细胞变性、坏死得到明显的改善和恢复，对小鼠肝损伤病理组织学影响的量化评分低于模型对照组，差异具有显著性（$P<0.05$，$P<0.01$）；25.0g/kg剂量组的门冬氨酸氨基转移酶（AST）明显降低，与模型对照组比较差异有统计学意义（$P<0.05$），表明紫苏籽对CCl_4所致小鼠

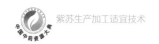
化学性肝损伤有辅助保护作用，其机制可能是与其有效成分的抗自由基损伤和抑制脂质过氧化反应有关。

4. 抗氧化作用

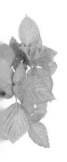

紫苏含有多种具有生理活性的化学成分，且紫苏的抗氧化性是草本植物中的佼佼者，其中的迷迭香酸是其抗氧化活性的代表。吕晓玲等研究了紫苏提取物迷迭香酸清除超氧阴离子自由基和羟自由基的作用，并与抗坏血酸的抗氧化性进行了比较。结果显示迷迭香酸和抗坏血酸清除羟自由基的能力随浓度的增大而增大，且迷迭香酸在5g/L时对羟自由基的清除能力达到90%以上，而抗坏血酸需要10g/L时才能达到同一效果；在清除超氧阴离子能力实验中，抗坏血酸随浓度变化快，在0.6g/L时就达到90%以上，而迷迭香酸的变化趋势不如抗坏血酸明显，其IC_{50}为9g/L。因此，紫苏不仅具有清除羟自由基的作用，而且比目前公认的人体内的抗氧化性物质抗坏血酸的抑制率还高。

5. 降血脂作用

紫苏中富含的α-亚麻酸能显著降低血清中较高的三酰甘油（TG）含量，通过抑制肝内的HMC-Co还原酶的活性而得以抑制内源性胆固醇（TC）的合成，以降低胆固醇并能增高有效的高密度脂蛋白（HDL-C）含量。王雨等研究了紫苏籽对高脂血症模型大鼠的降血脂作用，实验用0.8g/kg、4.2g/kg、25.0g/kg剂量的紫苏籽连续喂饲大鼠30天，取血清测定TC、TG及HDL-C含量。结果显示紫苏籽能明显降低TC和TG含量，但对HDL-C的水平无显著影响，说明紫苏籽具有降血脂的作用。

丁晶晶等研究了紫苏油对大鼠降血脂功能的量效和时效，结果显示，紫苏油由于含有丰富的α-亚麻酸，能显著降低SD大鼠血清TG和TC含量，作为食用油其保健作用显著优于猪油。实验所得函数TC-t、TG-t符合S形曲线，但各组TG、TC均不能降低到空白组水平以下，说明紫苏油只能作为保健食用油，而不具有降脂药的功效。

6. 提高记忆和视觉功能

紫苏种子中含油量高，主要成分为α-亚麻酸，含量高达50%～60%。研究表明，α-亚麻酸是维持大脑神经系统功能所必需的因子，它对增强智力和记忆力、保护视力有明显作用。紫苏中的α-亚麻酸在人体内以二十碳五烯酸（EPA）和二十二碳六烯酸（DHA）的形式存在，其中，DHA大量富集于大脑皮层和视网膜中，在大脑神经细胞内起着传递信号的作用，相关的记忆、思维功能都有赖于DHA的维持和提高。紫苏油喂饲小鼠的结果发现，紫苏油能促进小鼠脑内核酸及蛋白质的合成，调节小鼠脑内单胺类神经递质水平。小鼠跳台错误次数明显减少，小鼠水迷路测试正确率明显提高，达到终点时间明显缩短。动物实验也证明，在食物中加入富含α-亚麻酸饲料进行子鼠二代培养，可提高子代小鼠的学习记忆能力，使子代小鼠视网膜中的DHA增加，视网膜反射

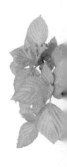

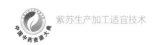

能增强。以上研究表明，紫苏能提高记忆和视觉功能的机制可能是与其富含的 α-亚麻酸有关。

7. 抗微生物作用

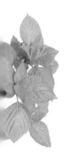

紫苏中所含有的紫苏醛与枸橼醛是抑制细菌的主要物质，两者起相互协同作用，原因可能是这两种化合物均是单萜系醛类物质，且作用部位类似。同时紫苏对真菌也有明显抑菌作用。之前，关于紫苏抗菌性的报道较少，且大多以紫苏粗提物为研究对象，并未确立其中的具体抗菌活性成分。郭群群等先对紫苏粗提物的抗菌性进行了研究，结果表明，紫苏的石油醚提取物和乙酸乙酯提取物对金黄色葡萄球菌和大肠杆菌的生长具有明显抑制作用，乙酸乙酯提取物对2种菌的抗菌活性更强，正丁醇提取物对2种菌无抗菌活性。他们最后将分离到的3，3′-二乙氧基迷迭香酸、木犀草素、咖啡酸和迷迭香酸进行抗菌实验，结果表明，这4种化合物均具有抑制金黄色葡萄球菌和大肠杆菌生长的活性，且迷迭香酸和3，3′-二乙氧基迷迭香酸的抗菌活性更强。

8. 抗癌作用

紫苏中富含β-胡萝卜素，它能激活免疫功能，提高机体的免疫力，抑制癌症；α-亚麻酸对乳腺癌的增长和代谢都有抑制作用，能抑制雌性BA-LA/C鼠410.4乳腺癌的增长，抑制PGE的合成。另据报道，紫苏皮抽提物具有一定的抗细胞膜氧化能力，紫苏醇具有治疗胰管癌作用，对皮肤癌的生成和病变具有抑制作用。紫苏醇和枸橼烯可以抑制乳房瘤生长和大鼠肝肿瘤细胞生长。

9. 抗炎、抗过敏作用

目前，对紫苏的抗炎、抗过敏的研究报道较少。为此，韦保耀等以紫苏叶提取物HA、HB、HC和HD为研究对象，采用透明质酸酶体外试验、小鼠被动皮肤过敏试验、小鼠耳廓肿胀试验、大鼠皮肤毛细血管通透性试验对紫苏提取物的抗过敏作用进行评价。结果表明，紫苏提取物HD能显著抑制透明质酸酶活性，显著降低小鼠皮肤蓝斑的吸光值，明显抑制巴豆油所致小鼠耳廓肿胀，显著拮抗组织胺所致的大鼠皮肤毛细血管通透性增加，体现出较强的抗炎、抗过敏作用。另有报道，紫苏挥发油具有良好的抗炎作用。为揭示其抗炎机制，研究了紫苏叶挥发油对TNF-α诱导的内皮细胞表面ICAM-1表达的影响。试验结果与空白血清组比较，同时以美洛昔康血清作为阳性对照，结果是TNF-α（1000kU/L）激活12、24小时后内皮细胞表面ICAM-1的表达极显著地增加，而紫苏叶挥发油血清（灌胃量为5.2μl/kg）能显著抑制其表达，机制可能是阻止了血管内皮细胞与白细胞黏附，抑制白细胞向血管外移行，从而发挥抗炎作用。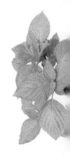

10. 止血作用

人们发现紫苏兼具有抗凝和止血两种相反的药理作用，其抗凝机制可能与间接抑制血小板聚集有关，而止血作用可能部分是通过直接收缩血管平滑肌实现的，这两种作用可能与古书记载的"活血"功效有关。徐在品等选择同一株

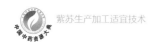

紫苏的不同药用部位（苏叶、苏子、苏梗）提取物对血液流变学参数的影响，结果显示，紫苏不同入药部位提取物都能显著降低全血黏度和全血还原黏度、降低红细胞聚集（$P<0.05$），而阿司匹林对照组只能显著降低全血还原黏度和血浆黏度（$P<0.05$）。可见，紫苏具有改变血液流变学特性的功能，即能明显改变血液的"浓、黏、聚、凝"状态，亦即具有止血作用。

11. 止呕作用

25g/kg紫苏水提浸膏和3.56g/kg紫苏挥发油分别灌胃给药后2小时，给家鸽静脉注射0.02g/kg洋地黄酊。结果表明，两者对洋地黄酊引起的家鸽呕吐均有抑制作用，且前者强于后者。

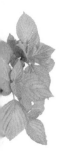

三、应用

紫苏主要用于药用、香料、油用、食用等方面，其叶（紫苏叶）、茎（紫苏梗）、果（紫苏籽）均可入药，嫩叶可生食、做汤，茎叶可腌渍。研究表明，紫苏具有降血脂和降血压、保护肝脏、抑制血小板聚集、预防癌变、减少血栓形成、提高记忆能力、抗过敏、抗炎及抗微生物等功效，可以开发出多种保健食品，在医药、食品工业上具有广泛的用途。

药用价值：现代医学研究证实，紫苏叶和紫苏籽中含有诸多功能成分，如萜类、黄酮及其苷类、类脂类、花青素及多糖等。紫苏中的紫苏醇可预防乳腺癌、肝癌、肺癌以及其他癌症。紫苏的提取物迷迭香酸具有非常好的祛除自由基、抗炎效果，能抗氧化、抗病毒活性、抗血栓、抗血小板聚集和抗菌，是已经获得美国FDA认可的公众安全食品原料。紫苏籽油中含有的α-亚麻酸达50%～70%，有降血压、降血脂、抑制血小板聚集、减少血栓形成、抗乳腺癌细胞的生长和代谢作用，对结肠癌有拮抗作用，可降低其发生率；含有的生育酚（维生素E），有一定抗氧化作用。现代药理研究证明，紫苏还具有顺气、平喘、消痰、润肺、疏肝、益脾、开胃、通心、和血、抗炎、镇痛、解毒和舒畅等功效。

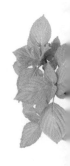

食用价值：根据有关研究表明，紫苏的茎、叶、种子和根均具有很高的营养价值，含有低糖、高纤维、高胡萝卜素、高矿质元素等，其主要成分中具有成人8种和儿童10种必需的氨基酸。日本在紫苏研究与开发中一直处于领先地位，通过品种改良选育出菜用紫苏品种，并产将紫苏叶作为高档营养蔬菜食用。此外，日本还将紫苏广泛用于食用油、调味品、茶、饮料、防腐剂、食用色素等食品行业。据张洪等人研究测定，紫苏的茎叶中含有挥发性芳香油0.3%～0.7%，该油中含左旋紫苏醛40%～50%、左旋枸橼烯20%～30%、苏烯酮0.5%，以及α-蒎烯、茨烯、薄荷醇、薄荷酮、紫苏醇、二氢紫苏醇、丁香油酚等。抗衰老素SOD在紫苏叶中含量高达106.2μg/mg。紫苏种子出油率高达45%左右，高于油菜籽、棉籽和蓖麻籽等油料作物。紫苏种子油中各种脂肪酸组成分别为：软脂酸7.66%、硬脂酸1.69%、油酸12.01%、亚油酸15.43%、亚麻酸62.73%。种子中蛋白质含量高达25%，氨基酸含量既丰富又平稳，热量达5.8kcal。此外，种子中还含有谷维素0.1%～1.0%，维生素E 0.1%～0.5%，以及少量的磷脂、维生素B_1、甾醇等物质。紫苏油脚中每kg含1.14个饲料单位，可消化粗蛋白质达327.6g，营养价值高出玉米1倍。因此，从古到今，紫苏都是民间食用中的调味精品，享有"食疗珍品"之称。目前已开发出了保健食用油、调味品、饮料、色素、防腐剂、甜味剂、香料等多种加工产品。

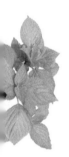

轻工业原料价值：紫苏是重要的香料植物，其花序经水蒸气蒸馏而得到的香紫苏油是名贵的天然香料之一，可广泛应用于生产各种香精。绿紫苏和花穗的香味用于面条、调味汁、砂锅料理和生鱼片的调香。红紫苏叶中的紫红色素、花青素等成分，可用于食品的染色及其他食品。特别是紫苏油，它是药品、化妆品和化工原料中的名贵原料，可称为"软黄金"。用紫苏种子提炼的油在25℃条件下的折光率为1.475，皂化值197，碘值208，酸值19.1，是优良的干性油，其油膜加热时不易溶化，也不易溶于有机溶剂中，因此，该油可用来制造清漆、色漆、阿立夫油、油墨以及肥皂、涂料、人造革、油毡、化妆品、高级润滑油，也可用于提取香精，并作为营养保健食品的添加剂。还有研究指出，紫苏油可成为植油燃油的新能源。

产品开发：在营养食品方面，利用紫苏中的不同营养物质，可以加工成蜜饯、果脯、营养饮料、糖果、叶粉、植物油、糕点食品等，也可直接加工食用紫苏，如芽苗菜、腌制、拼盘、炒食、混用、全粉等；在工业方面，利用现代科技与设备提制紫苏油、紫苏醛，收集紫苏香气，生产紫苏色素、防腐剂、调味剂、清漆等工业原料；在医药方面，研制紫苏抗肿瘤药物，开发紫苏叶浸膏、紫苏安胎糖浆等产品。

紫苏是药食两用品种、蔬菜专用品种、食用专用品种、茶用品种、高含油量高品质等专用型和多样化的特色品种，可满足药用、营养保健、精深加工、外贸出口对品种多样化的品质要求，以提高紫苏品种的科技含量。

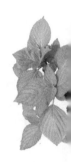

紫苏类植物不仅是常用中药，而且也是良好的食用色素植物。但作为传统中药，紫苏类植物中与其功能主治相吻合的有效成分还不甚清楚。所以，对紫苏类中药进行深入的化学成分研究，并结合药理实验寻找相关有效成分，以期更好地评价其质量将具有十分重要的意义。

参考文献

［1］沈奇，王仙萍，田世刚等．紫苏种质资源的考察标准及其性状描述［J］．贵州农业科学，2016，44（1）：17-20.

［2］刘月秀，张卫明．紫苏属植物的分类及资源分布［J］．中国野生植物资源，17（3）：1-4.

［3］于淑玲，张冬亭．紫苏的食药用及其原理［J］．安徽农业科学，2006（13）：3047-3048.

［4］王素君，张毅功．紫苏的栽培及开发利用［J］．河北农业大学学报，2003（S1）：122-124.

［5］王世发，黄淑兰．紫苏高产栽培技术［J］．吉林蔬菜，2016（5）：23-24.

［6］王晓飞，刘淑霞．北方紫苏栽培技术要点［J］．黑龙江科学，2016，7（21）：30-31.

［7］周雄祥，魏玉翔．无公害紫苏栽培技术［J］．长江蔬菜，2017：42-44.

［8］孙燕玲，张玉方．不同种植密度紫苏产量研究［J］．西南师范大学学报（自然科学版），2010，35（3）：168-170.

［9］陈娟，郭风根．紫苏研究的现状与展望［J］．中国农学通报，2003，19（3）：105-107.

［10］戴学超，范火余，徐红旗．紫苏大叶高产优质生产技术［J］．上海农业科技，2005（4）：81-82.

［11］梅虎，谈锋．紫苏花芽生理分化期叶片内源激素含量变化的动态研究［J］．西南师范大学学报（自然科学版），2002，27（2）：206-209.

［12］于漱琦，马尧．紫苏化学成分研究进展［J］．特产研究，2001（3）：48-53.

［13］彭小平，熊劲松．我国紫苏产业化研究现状与展望［J］．安徽农业科学，2010，38（16）：8709-8711.

［14］章治山，娄德珍，武骏．无公害紫苏生产技术规程［J］．长江蔬菜，2014（8）：52-54.

［15］田世刚，陈俊锟，沈奇等．紫苏不同种植方式的产量及经济效益分析［J］．中国油料作物学报，2016，38（2）：202-206.

［16］国家药典委员会．中华人民共和国药典（一部）［M］．北京：中国医药科技出版社，2015：340.

［17］梁·陶弘景集．尚志钧辑校．名医别录［M］．北京：中国中医药出版社，2013：164.

［18］寇宗奭著．张丽君，丁侃校注．本草衍义［M］．北京：中国中医药出版社，2012：94.

［19］李时珍．本草纲目．校点本上册［M］．人民卫生出版社．1982：920-923.

［20］张志聪．刘小平考校．本草崇原［M］．中国中医药出版社．1992：27.

［21］清·赵其光．本草求原［M］．广东科技出版社，2009.

［22］清·吴其濬．植物名实图考．卷二十五［M］．上海：中华书局出版．1963：625.

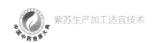

[23] 南北朝·陶弘景著. 尚志钧等辑校. 本草经集注 [M]. 北京：人民卫生出版社，1994：490.

[24] 苏颂. 尚志钧辑校. 本草图经 [M]. 皖南医学院科研科印，1983：109.

[25] 朱橚. 倪根金校注. 救荒本草校注 [M]. 宇河文化出版有限公司，2010.

[26] 刘文泰. 陆拯校注. 本草品汇精要 [M]. 陆拯校注. 北京：中国中医药出版社，2013：820.

[27] 曹炳章. 刘德荣，王致谱辑校. 增订伪药条辨 [M]. 福建：福建科学技术出版社，2004.

[28] 徐国钧等. 中国药材学 [M]. 北京：中国医药科技出版社，1996：925.

[29] 国家中医药管理局《中华本草》编委会. 中华本草第七册 [M]. 上海：上海科学技术出版社，1999：115.

[30] 崔树德主编. 中药大全 [M]. 黑龙江：黑龙江科学技术出版社，1998：159.

[31] 张贵君主编. 现代中药材商品通鉴 [M]. 北京：中国中医药出版社，2001：1349.

[32] 高学敏等主编. 实用本草纲目彩色图鉴 [M]. 第一卷. 北京：外文出版社，2006：21.

[33] 南京中医药大学. 中药大辞典上海 [M]. 上海：上海科学技术出版社，2006：3286.

[34] 金世元. 中药材传统经验鉴别 [M]. 北京：中国中医药出版社，2010：190.

[35] 王佛生，盖琼辉. 紫苏属植物分类刍议 [J]. 甘肃农业科技，2010（10）：50–52.

[36] 李鹏飞，朱建飞，唐春红. 紫苏的研究动态 [J]. 重庆工商大学学报（自然科学版），2010，27（3）：271–275.

[37] 谭美莲，严明芳，汪磊等. 国内外紫苏研究进展概述 [J]. 中国油料作物学报，2012，34（2）：225–231.

[38] 胡彦. 中国紫苏属植物种源评价及紫苏多倍体育种的初步研究 [J]. 北京林业大学，2010.

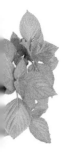